怎樣活得長壽？

中國人的養生智慧

楊力 編著

萬里機構

序言

從古至今，長壽一直是很多人孜孜以求的目標。無論是帝王將相，還是凡夫俗子，都希望自己能夠長命百歲，無病無憂。中國的許多詞彙，都包含着長壽的吉祥寓意：壽比南山、福壽綿長、萬壽無疆、松鶴延年等，流露出人們對長壽的祈盼。

人究竟活多少歲，才能算作長壽呢？《左傳》把「壽」分為上、中、下三等，稱「上壽一百二十歲，中壽百歲，下壽八十」。《黃帝內經·素問》裏說：「故能形與神俱，而盡終其天年，度百歲乃去。」

中國人有許多長壽的秘訣，如道法自然、食飲有節、起居有常、情志舒暢、不妄作勞等，這些秘訣主要來自老祖宗傳下來的經驗，而這些長壽瑰寶又主要來源於博大精深的中醫學。生活中我們經常看到，有不少老中醫依舊精神矍鑠，仍在懸壺濟世。

中國的長壽鄉也很多，例如江蘇如皋、廣西巴馬、山東萊州、湖北鍾祥、新疆和田等，說明中國人有豐富的養生長壽方法。

這本《怎樣活得長壽？中國人的養生智慧》，即以中醫學養生精髓秘訣為主，包括中醫藥食養生、針灸穴位、推拿艾灸等，結合動靜養生、四季調養、兩性保健、情緒調節，以及疾病預防秘訣等中華民族幾千年傳承下來的養生瑰寶，特向廣大讀者推薦！

最後，祝廣大讀者朋友健康長壽！

老祖宗傳下來的養生長壽經

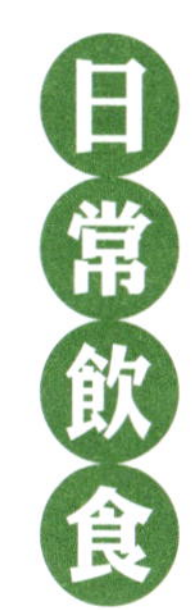

晨起三片薑，賽過喝參湯。

蘿蔔出了地，郎中沒生意。

人願長壽安，要減夜來餐。

三天不吃青，嘴巴冒火星。

吃米帶點糠，老少都安康。

核桃山中寶，補腎又健腦。

陽春三月三，薺菜當靈丹。

飢不暴食，渴不狂飲。

魚生火，肉生痰，蘿蔔白菜保平安。

早上吃好，中午吃飽，晚上吃少。

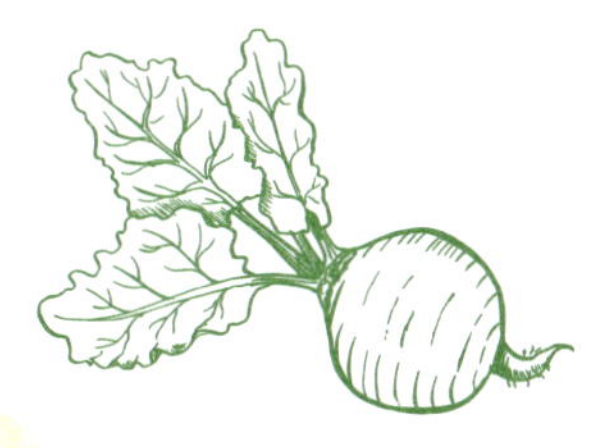

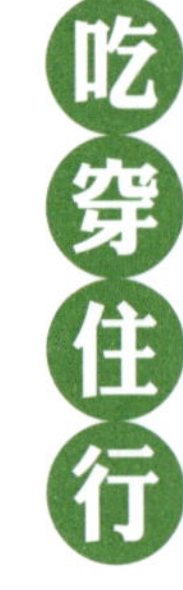

吃穿住行

頭要涼，腳要暖，肚子不要滿。
睡覺不蒙頭，清晨郊外走。
午覺睡得好，猶如撿個寶。
菊枕常年置頭下，老來身輕眼不花。
熱水泡腳，勝吃補藥。
日出而作，日入而息。
吃人參不如睡五更。
寒從腳起，病從口入。
汗水未乾，冷水莫沾。
寧可常常三分寒，不可棉裹一身汗。
常在樹林轉，潤肺身體健。
聞雞起舞，床不可貪。

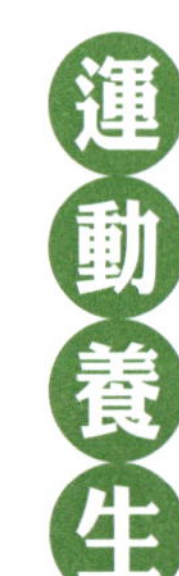

運動養生

藥補不如食補，食補不如動補。
天天千步走，藥舖不用找。
鍛煉要趁小，別等老時惱。
要想腿不廢，走路往後退。
出汗不迎風，跑步莫凹胸。
飯後百步走，活到九十九。

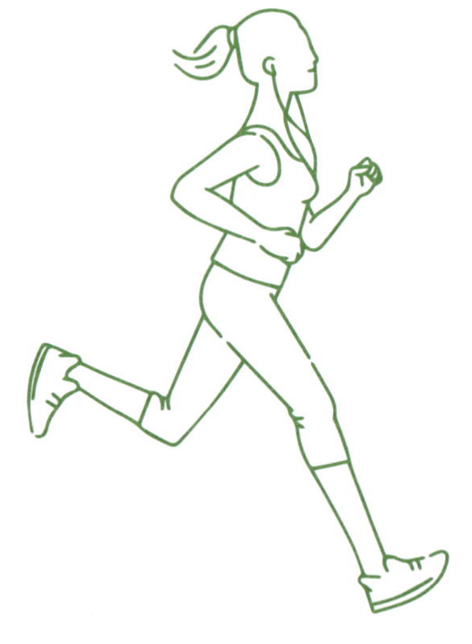

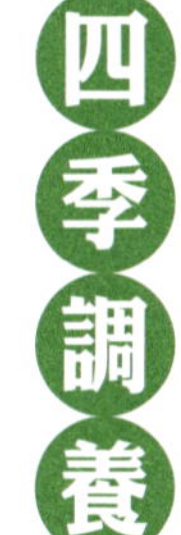
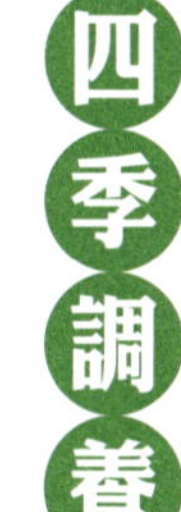

四季調養

春不減衣，秋不戴帽。

春養肝，夏養心，秋養肺，冬養腎。

春防風，夏防暑，秋防燥，冬防寒。

吃了端午粽，再把棉衣送。

夏天一碗綠豆湯，解毒祛暑賽仙方。

夏不坐木，冬不坐石。

一場秋雨一場寒，十場秋雨要穿棉。

金秋欲解燥，百合梨子最奇妙。

白露白茫茫，無被不上床。

冬不蒙頭，春不露背。

冬吃蘿蔔，夏吃薑，一年四季保平安。

冬練三九精氣藏，開春打虎有力量。

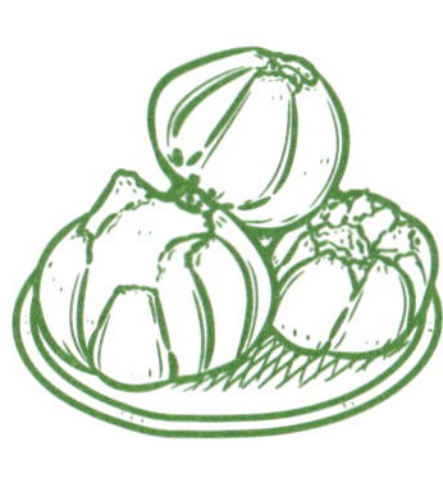

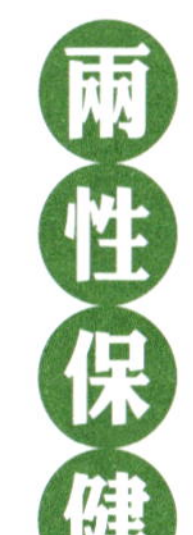
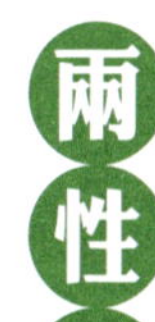

兩性保健

男不離韭，女不離藕。

男怕傷肝，女怕傷腎。

過了重陽節，夫妻各自歇。

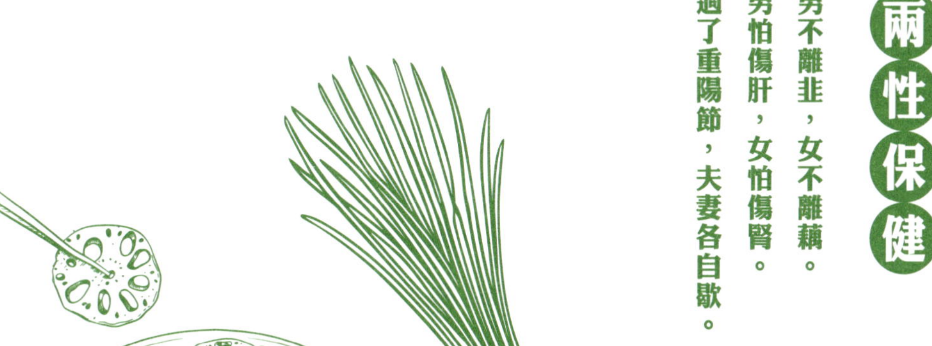

第一章

對早衰說「不」，消除影響長壽的隱患

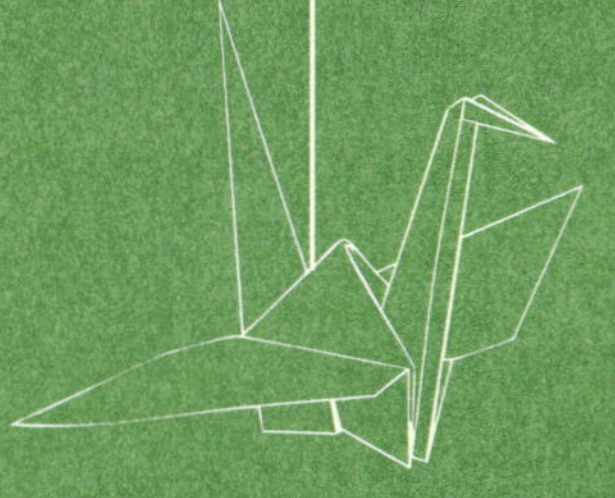

盤點影響長壽的危險因素

情志不暢

生氣和抑鬱往往是大病的導火線

中醫認為，人的情緒與人體內臟相對應。正如《黃帝內經》所說：「人有五臟化五氣，以生喜怒悲憂恐。」喜對應心，怒對應肝，悲對應肺，憂對應脾，恐對應腎，情緒過極會損傷相應的臟器。

情志不暢對身體的害處

具體來講，大喜傷心，大怒傷肝，大悲傷肺，大憂傷脾，大恐傷腎。喜怒無常易誘發疾病，「百病生於氣」，如大怒則氣血上沖過度易得中風；過喜可能誘發心臟病；過悲可致肺氣受損而導致咳喘；過憂則氣鬱傷脾而吃飯不香；過恐則傷腎致精關不固，出現大小便失禁。正所謂：「怒則氣上，喜則氣緩，悲則氣消，恐則氣下，驚則氣亂，思則氣結」。因此，調節情緒是養生的首要任務。

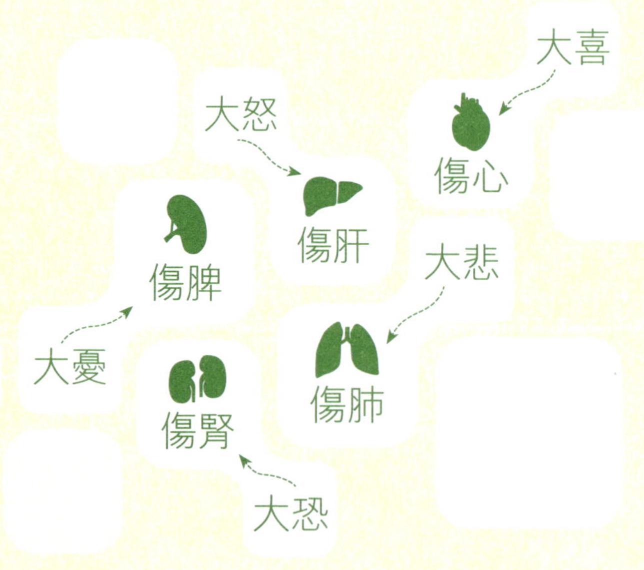

生氣和抑鬱
是現代人的兩大糟糕情緒

現代人生活壓力大，難免碰到各種不如意的事情，於是常被生氣和抑鬱這兩種負面情緒所困擾。中醫講「百病生於氣」，這個「氣」指的是「肝氣浮結」，也叫「肝氣不疏」，簡稱「肝鬱」，原因就是生氣和憋屈。在人體五臟中，肝為將軍之官，主怒。所以，生氣首先損傷的臟器就是肝。肝有升發疏泄的作用，主管全身氣機的舒暢，怒則氣機鬱滯不通，不通則容易生病。

抑鬱常因思慮過多導致，「感時花濺淚，恨別鳥驚心」，這是抑鬱心理的普遍現象，大自然的花開花落、草木凋零，都會使人變得情緒低落。許多消化系統疾病都是由於心情抑鬱，致使肝氣鬱結，而肝氣鬱結又導致脾氣不升，由此患病。中醫將這類疾病形成的過程和原因稱為「肝木橫逆克脾土」。現代人腸道長腫瘤的較多，一個很重要的致病因素就是情緒鬱結。研究顯示，憤怒、激動的情緒能使副交感神經系統處於異常緊張的狀態，從而改變消化道蠕動的節律，時日一久就容易誘發腸道腫瘤。

因此，學會調節情緒，遠離生氣和抑鬱，就能避免大病。

養生小錦囊

當下，我們怎樣減輕心理壓力

忙而不亂：又忙又亂，影響工作效率，必然會加重心理壓力。忙而不亂，才能減輕心理壓力。要做到忙而不亂，定計劃很關鍵，即定好年、月、週的工作計劃。

加減乘除：人的一生，本來就是「加減乘除」的一生。40 歲以前是「加」的時期，40 歲之後就進入「減」的時期。

適度原則：量體裁衣、量力而行，不超負荷運轉，避開惡性競爭。

防患未然：凡事預則立，不預則廢。事前要充分評估利弊，尤其要把不利因素、難以掌控的因素都要考慮周密，了然於胸。防患於未然，才能胸有成竹。

輕重緩急：在一大堆事情面前，要分輕重緩急，先把急的事情辦好，再辦緩的事情。

飲食不節

飲食失衡，引發「三高」等慢性病

高血壓、血脂異常、糖尿病的形成，與其說是與生活水平提高有關，不如說是與不健康的生活方式有關。管不住嘴，身體發福，日積月累，就會被「三高」（指高血壓、高血脂、高血糖）等慢性病盯上。

「富貴」久了，身體就會出問題

生活水平提高後，人們吃得好也吃得多，熱量過剩的同時活動量卻越來越小，體質逐漸變差。我們的祖先在食物短缺的時代就告誡人們「爽口物多終作疾」。過多食用高熱量精細食物，加之運動不足，就會造成肥胖，「三高」等「富貴病」也隨之而來。

《黃帝內經·素問》中提出「五穀為養，五果為助，五畜為益，五菜為充」的配膳原則，已經充分體現了食物多樣化和平衡膳食的要求，這與現代營養學的膳食平衡原理不謀而合。

平衡膳食的核心原則

平衡膳食的核心內容概括起來就是：全面、均衡、適度。

全面指食物多樣化，食物種類愈廣泛愈好，這是營養平衡的基礎。單靠一種或幾種食物不能提供人體所需的全部營養素，這就要求人們的飲食多樣化。

均衡指的是各種食物數量間的比例要合理，即應該達到最接近人體吸收並可維持生理健康的程度。

適度指的是各種食物的攝入量要與人體的需要相吻合，過多過少都會影響健康。

起居失常

作息不規律，經常熬夜相當於「慢性自殺」

隨着生活壓力加大、工作節奏不斷加快，熬夜已經成為現代人一個非常普遍的現象，很多時候為了完成工作計劃，為了能夠擁有更多的所謂「屬於自己的時間」，很多人選擇通宵加班工作或者深夜追劇，這是一種非常不好的習慣，會對身體造成不良影響。想要睡眠質量好，必須堅持作息規律，避免熬夜。

你熬的不是夜，是肝血

近年來，不少人出現了眼睛乾澀的現象，通常表現為：眼乾眼癢、視疲勞等。究其原因，通常是因為經常熬夜導致的嚴重肝血虧虛。

《黃帝內經》告訴我們，「肝受血而能視」，即眼睛需要得到肝血濡養，才能發揮其正常功能。「人臥則血歸於肝」，如果該休息的時候不休息，就會耗肝血和腎精。除了熬夜，勞心費神或過度用腦、用眼，都會消耗肝血。夜晚不能讓肝得到應有的修復，白天又長時間勞神，就很容易出現肝血不足。

睡好子午覺，長壽有妙招

按照中醫養生的觀念，睡眠與醒寤是陰陽交替的結果。陰氣盛則入眠，陽氣旺則醒來，所以《黃帝內經》說：「陽氣盡則臥，陰氣盡則寤。」

古人把晝夜 24 小時分為 12 個時辰，2 小時為一個時辰。子午覺就是子時（23：00~ 次日 1：00）熟睡，午時（11：00~13：00）午休。

睡子覺就是說夜晚在子時以前上床，子時進入最佳睡眠狀態。因為子時是「合陰」時間，睡眠效果最好。睡午覺，就是在午時小憩片刻。所以睡子午覺是「子時大睡，午時小憩」。

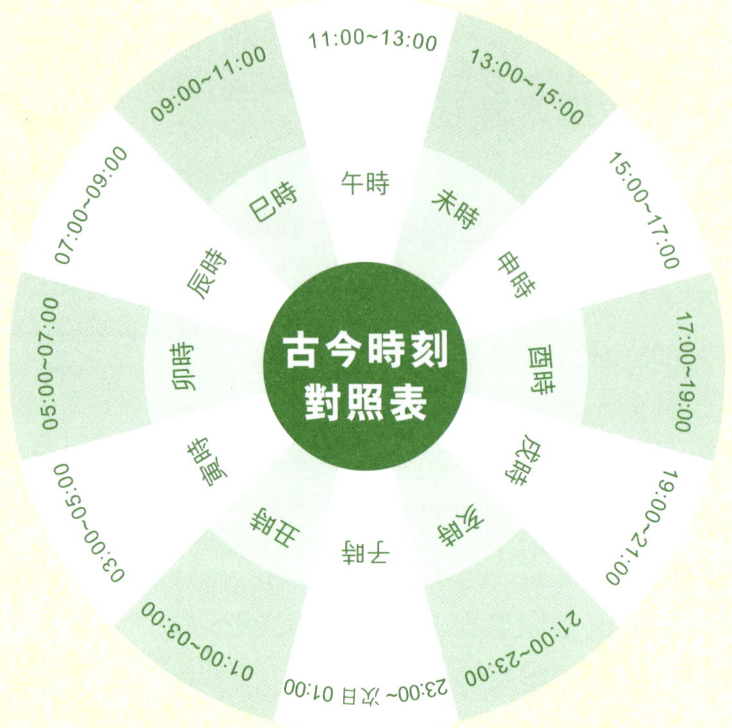

大家最好在 22：00 左右就上床睡覺，這個時候是亥時，還有個名字叫「入定」，此時人應該安靜下來，為睡覺做準備，不要看電腦和手機了。如果實在做不到，最晚也不要超過 23：00 睡覺。

除了不熬夜，還要注意保證充足的睡眠，成年人每天至少保證 7 小時的睡眠。

睡前用溫水泡腳有助睡眠

晚上睡覺前用溫水泡腳，可以促進心腎相交，有助於入眠。

養生小錦囊

四季泡腳各有裨益

中醫理論中，一年四季泡腳各有益處：春天泡腳可升發陽氣、養肝；夏天泡腳可健脾胃、除暑濕；秋天泡腳可滋陰潤肺；冬天泡腳可養腎強體。

六淫致病

風、寒、暑、濕、燥、火生百病

中醫認為，人的生老病死都和大自然的風、寒、暑、濕、燥、火六氣（又稱六淫）密切相關，人的許多疾病都是六氣惹的禍。

風 百病之長

中醫認為，風是「百病之始」，又稱為「百病之長」。換句話說，風就是各種疾病產生的源頭。

不少人都有過這樣的經歷：「昨晚開着冷氣睡覺，早上起來就嗓子疼」、「一吹風，胃就受不了」、「昨天受了風，今天就感冒了」……這些症狀都有一個共同的特點：受風了。由此可見，風的危害真不小。所以古人有「避風如避箭」、「神仙也怕腦後風」等說法。

寒 古人畏寒如畏毒

「天一冷，我的老寒腿就開始痛」、「着涼了，肚子痛」、「上次月經剛來的時候吃了冷飲，這次痛經了」……這些病症有一個共同點，就是受了寒。用中醫的話說，是受了寒邪。中醫認為寒邪往往是致病的源頭，凍瘡、痛經、胃炎、風濕都與寒邪有關。因此，古人躲避寒邪就像躲避毒藥一樣。

暑 中暑邪，如中矢石

夏天暑邪猖獗，我們的身體就會出現頭暈噁心、消化不良、睡眠不安等問題。正因為暑邪狠毒，所以古人稱暑邪傷人「如矢石之中人也」。矢石，是古代守城用的兵器，殺傷力大，且易一擊斃命。對付暑邪，古人的方法是「避」。

濕 陽氣殺手

中醫認為，濕為陰邪，易克脾胃。也就是說，濕氣對脾胃的影響很大。現代人多發的胃腸炎、食慾不振、脘腹脹滿、嘔吐等胃腸病，都跟濕邪脫不了關係。濕邪容易跟其他外邪結合，跟熱結合就是濕熱；跟風結合就是風濕；跟寒結合就是寒濕……濕邪具有趨下、黏滯、重濁等特點，導致濕邪很不容易祛除。因此中醫稱濕邪為「千寒易除，一濕難去」。對付濕邪，一般的方法是健脾祛濕。

燥 肺的剋星

生活中，經常會出現與「乾」相關的字眼，比如「皮膚乾」、「頭髮乾」、「嗓子乾」、「大便乾」……這裏所說的「乾」，都是燥邪引起的。燥邪最容易傷肺，肺為「嬌臟」，喜濕潤而惡燥，所以燥邪入侵時，肺最容易受傷。對付燥邪，不同病症有不同醫治的方法，但萬變不離「潤」。

火 耗氣傷津

在生活中，許多人經常會遇到這些場景：嘴裏長皰、舌頭生瘡、牙痛、牙齦出血、身體燥熱……去醫院檢查，醫生說是「上火了」。這裏的火就是火邪。火邪為陽邪，燔灼向上，易耗氣傷津，所以不能等閒視之。撲滅火邪，最好的方法就是「清」。

養生小錦囊

甚麼是中醫學的五運六氣

五運就是木、火、土、金、水，依木（春風溫）、火（夏暑熱）、土（長夏雨濕）、金（秋涼燥）、水（冬寒）五行性質順序相生，由地氣所主。一年共有五運，分五步，每步 73 天。所謂「六氣」，指的就是風、寒、暑、濕、燥、火，分六步，每步 61 天，與大地相關，從而影響萬物生長。五運和六氣二者相結合，就形成了氣候的變化。它根據每年地球的運轉，探討天影響大地而產生的氣候變化，進一步說明人體可能會發生甚麼樣的疾病，怎麼去預防疾病和養生。這就是所謂的「五運六氣」。

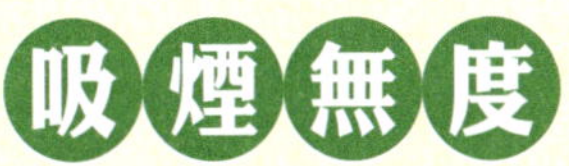

堅決戒煙

挪威學者曾歷時25年，分析了4.3萬名吸煙者的健康和死亡記錄，發現每日吸1～5支煙者死於心血管疾病和肺癌的風險是不吸煙者的4倍。

吸入尼古丁、一氧化碳、煙鹼和其他毒性物質，不但會導致癌症（尤其是肺癌），增加呼吸系統疾病風險，還會顯著增加心腦血管疾病風險，如心肌梗塞、猝死和中風。

尼古丁是一種強有力的興奮劑，可使血壓升高、心率加快、損傷血管內膜。而一氧化碳與血紅蛋白結合，會使人體產生缺氧反應，造成動脈壁缺氧、水腫，血管內皮受損，為膽固醇在血管壁沉積創造條件，誘發動脈粥樣硬化。吸煙還會使胰島素敏感性下降，產生胰島素抵抗，使脂代謝發生紊亂，同樣促發動脈粥樣硬化。

吸煙是導致心腦血管疾病的三大主要原因之一，所以遠離煙草能降低心腦血管疾病和癌症的發生風險。

戒煙的小竅門

閒暇時嘗試做一些事情轉移注意力，比如做手工、園藝修剪等。

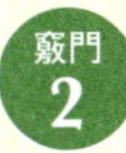

拋棄消極的想法。憧憬一下沒有煙草的美好生活，注意力不要放在戒煙有多麼困難這種想法上。

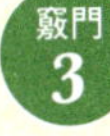

不要攜帶煙草及其匹配物，將它們放到不易取到的地方。丟掉所有煙草、打火機等吸煙用具。

選擇無煙環境。享受戶外活動或者去禁止吸煙的場所，如圖書館、博物館、電影院等。

戒煙的好處

戒煙 8 小時

血液中一氧化碳含量降至正常水平，血液中含氧量增至正常水平。

戒煙 48 小時

嗅覺和味覺對外界物質敏感性增強。

戒煙 72 小時

肺活量增加。

戒煙 2 週

肺功能有所改善。

戒煙 1 ～ 9 個月

咳嗽、鼻竇充血、疲勞、氣短等症狀減輕，痰減少，發生肺感染概率減少，體重增加。

戒煙 1 年

冠心病風險減至吸煙者的一半。

戒煙 5 年

比吸煙者肺癌病死率下降 50%，口腔癌、食管癌發病率下降 50%，心肌梗死發病率降至非吸煙者水平。

戒煙 10 年

肺癌發生率降至非吸煙水平。

戒煙 15 年

冠心病風險與不吸煙者相同。

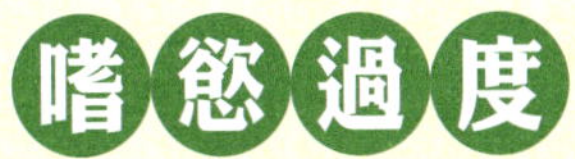

嗜慾過度

克制慾望，淡泊名利

《黃帝內經· 靈樞》中說：「人之壽夭各不同，或夭壽，或卒死，或病久」。每個人的壽命各不相同，有的人健康長壽，有的人卻夭折或猝死，還有的人成了「藥罐子」，病病歪歪一輩子。

養生小錦囊

《黃帝內經》教你活到天年的大智慧

《黃帝內經》從養生的角度找出了長壽和折壽的原因：「上古之人，其知道者，法於陰陽，和於術數。食飲有節，起居有常，不妄作勞，故能形與神俱，而盡終其天年，度百歲乃去。」

也就是說，懂得養生之道的人，會根據自然界的客觀規律來起居生活，按照正確的保健方法鍛煉。飲食有節制，慾望要克制，生活有規律，勞逸適度，讓自己的肉體和精神都保持最佳狀態，這樣就能活到天年。

一個人的健康與壽命，60% 取決於自己

有些人為甚麼短命呢？《黃帝內經》告訴了我們答案：「以酒為漿，以妄為常，醉以入房，以慾竭其精，以耗散其真，不知持滿，不時禦神，務快其心，逆於生樂，起居無節，故半百而衰也。」飲酒無度，房勞無節制，消耗了自身的精氣，貪慾存心，不懂得呵護自己的心神，起居無常，所以不到 50 歲就衰老了。由此看來，一個人的健康壽夭，很大程度上都是自己造成的。

世界衛生組織（WHO）的一項研究結果表示：一個人的健康與壽命，60% 取決於自己，15% 取決於遺傳因素，10% 取決於社會因素，8% 取決於醫療條件，7% 取決於氣候（如酷暑或嚴寒）因素。由此可以看出，健康和長壽的金鑰匙是掌握在自己手中的。

「飽暖思淫慾」，會使人損陽折壽

俗話説，「飽暖思淫慾」，有的人手上有了錢，就去花天酒地，過着奢靡無度的生活，不知節戒色慾，不珍惜自己的精氣，儘管有很好的營養品來調補，有優越的生活環境，也只是金玉其外，敗絮其中，是不會健康長壽的。據説，清代乾隆皇帝之所以長壽，全靠御醫教他「遠房闈，習武備」之故。當然，如果只講習武，不注意保精，長壽也是不可能的。所以，千萬注意「度」，如果長期不節慾，會出現精神不振、頭暈目眩、失眠健忘、腰酸背痛、耳鳴耳聾等腎虛現象。

中醫認為，精是人體賴以生存的精微物質，精充則元氣旺盛、體健壽長；精耗則元氣傷、體衰而不能盡其天年。所以，節慾才能固腎精、養元氣，延緩大腦衰老。反之，縱慾則會導致早衰體弱、百病叢生。

淡泊名利，知足者壽

名利之心人皆有之，但切不可把名利看得太重。《黃帝內經》講「恬淡虛無，真氣從之，精神內守，病安從來」。任何名利都比不上身體的健康、內心的知足、家庭的和睦。研究證明，如果人心存過高慾望，會使大腦神經長期處於緊張狀態，使心率加快，有損健康。因此，做到淡泊名利很重要。

亂服藥物

吃錯藥害人不淺

生活中有一些人很關注養生，平時看了一些簡單的中醫藥方面的知識， 就認為自己無所不能。身體不舒服了，經常去藥店買五花八門的藥來服用。 其實這樣做是很草率的，如果選錯了藥物，可能會增加體內的「毒」。

寧可不吃藥，也不要亂服藥

從古至今有不少因藥物不對證產生其他病症的例子。比如本應通過發汗的方式治療，卻用了攻下的方法，以致傷了身體的陽氣，讓邪氣長驅直入，形成了結胸證。所以，寧可不吃藥，也不要亂服藥。

亂服藥者常有的表現

1

盲目聽從廣告。廣告一說，就百依百順，去買藥服藥。任何一種藥都有其適應證和禁忌證，不是通治一切疾病的神藥，也不是通治某種病的神藥。因此，一定要遵醫囑服藥，避免盲目聽從廣告，自己服藥。

2

略懂醫學知識，自己給自己下藥服藥。這種行為是不可取的，很多病症，連臨床經驗豐富的醫生都會感到棘手，普通人更不能輕易給自己開藥。

3

盲從「久病成良醫」之說，缺少對病情變化的了解，堅持按老處方服藥。其實，隨着病情變化，方劑劑量、藥味都會有所變化。

人體衰老的表現和症狀，你佔了幾個

脫髮、白髮

腎氣不足、腎精虧虛

中醫有「腎其華在髮」、「髮為血之餘」的說法。頭髮是靠腎精和血液來滋養的，可以說頭髮的好壞主要取決於腎精、血液是否充足。如果經常出現脫髮或者年紀輕輕就白了頭髮，就可能是腎出現了問題。

養生小錦囊

用腦過度，是導致現代人白髮、脫髮的主因

當下很多年輕人出現了白髮、脫髮。為甚麼生活條件好了，頭髮的營養反而供不上了呢？原因很簡單，就是用腦過度。身體的「庫存」入不敷出，再加上缺乏運動，大腦供血難以保證，不能很好地充養頭髮，所以就出現白髮、脫髮了。

毛髮的質量與腎中精氣有關

人體毛髮的生長與脫落、潤澤與乾枯，都與腎中精氣的盛衰有着密切的關係。

毛髮的生長、營養滋潤，要靠營血的滋養，所謂「髮為血之餘」。發的生機根源於腎，因為腎藏精，精化血，精血旺盛，則毛髮粗長而潤澤。年輕時，精血旺盛充盈，則髮長而潤澤；衰老、腎氣不足或由其他各種原因所致精血衰少時，則毛髮乾枯易折、變白且易脫落。

中醫調理白髮、脫髮，多從腎論治

對於惱人的白髮、脫髮問題，中醫調理多從腎論治。臨床上常用的七寶美髯丸，就是治療白髮、脫髮的優秀方劑，主藥是滋養肝腎的制何首烏。這款中成藥各大藥店和中醫院都有銷售，大家可根據醫囑選購、使用。

中藥小檔案

藥名：制何首烏
性味：性微溫，味苦、甘、澀
歸經：歸肝、心、腎經
功效：補肝腎、益精血

長皺長斑

肝氣鬱結、肝血瘀滯

生活中經常有人為長皺長斑而苦惱。中醫認為，面部長皺長斑，主要是肝氣鬱結、肝血瘀滯引起的。疏肝解鬱、活血化瘀才是關鍵。

食療百科

玫瑰花茶

材料：玫瑰花蕾 5~6 朵或玫瑰花冠 2~3 朵，蜂蜜或冰糖少許。

做法：1. 在沖泡前提前溫熱茶杯，以防花茶的溫度下降太快，影響花香的釋出。

2. 在水杯中或養生壺中放入玫瑰花，倒入熱水，加入蜂蜜或冰糖，放置 5 分鐘左右，待玫瑰花的香氣微微飄出即可。

溫馨提示：女性經期、孕期忌服玫瑰花茶。

肝血瘀滯，臉上就會長皺紋和斑點

肝是和情志聯繫很緊密的器官。中醫認為，肝臟一主疏泄，二主藏血。發怒傷肝，可致肝氣鬱結、肝血瘀滯。肝氣鬱結，使人終日愁眉苦臉，鬱鬱寡歡，皺紋漸長；肝血瘀滯，使人體內的毒素更易堆積，導致面色暗沉，出現黃褐斑等。

疏肝解鬱、活血化瘀，面色紅潤有光澤

從根本上改善惱人的皺紋和色斑，就要疏通體內鬱結的肝氣，活血散瘀。中藥學中，玫瑰花可以入肝、脾二經，具有行氣解鬱、活血散瘀的功能。許多醫書中都記載玫瑰花可解鬱，用於治療肝鬱氣滯引起的胸脅脹痛等症。玫瑰花的芳香氣味可以行氣、開胃，能夠促進食慾。經常喝玫瑰花茶，可以緩解疲勞、疏肝解鬱。同時，玫瑰花茶也可改善因氣滯血瘀引起的皺紋、色斑等。

除此之外，玫瑰花對血瘀引起的痛經、月經不調等也有一定的好處。

中藥小檔案

藥名：玫瑰花
性味：性溫，味甘、微苦
歸經：歸肝、脾二經
功效：緩解疲勞、疏肝解鬱、活血化瘀

五感退化

五臟虛衰、氣血不足

人有五感——視、聽、觸、嗅、味。缺少任何一種感官都會使我們的生活充滿遺憾：看不見周圍的世界；聽不見他人的交談或美妙的音樂；感受不到來自摯友的擁抱；聞不出花香；嚐不出佳餚的美味。隨着年齡增長，不少老年人的五感功能逐漸退化，給生活帶來很大不便。五感退化，其實是五臟虛衰、氣血不足引起的。

五感和五臟的對應關係

中醫認為，「肝開竅於目」，視力下降主要是肝血不足所致；「腎開竅於耳」，聽覺下降是腎氣虛弱導致的；「心腦相通」，觸覺下降是心血不足引起的；「肺開竅於鼻」，嗅覺下降，是肺氣不通的表現；「脾開竅於口」，味覺減弱，是脾胃虛弱添的亂。因此，預防五感退化，就要從補養五臟和氣血做起。可以常吃一些補益五臟的食物，如韭菜、黑豆、大棗、白蘿蔔、小米等，以固護五臟，避免五感退化。

五感退化的危害

聽力下降，可能引起耳鳴、耳聾，也可能是高血壓、動脈粥樣硬化、糖尿病等慢性病的徵兆。視力明顯下降可能是糖尿病性視網膜病變，高血壓患者的視網膜容易出現水腫，也會引起視力的改變。味覺的下降與嗅覺、心理、疾病等多種因素有關，一些疾病包括糖尿病、上呼吸道感染和風濕性關節炎也會影響味覺；當對食物氣味的辨別能力減退，對一些危險氣體如煤氣等也無法察覺，很容易出現危險。觸覺下降可能是神經系統病變的徵兆，大腦中樞神經出現損傷，比如偏癱、腦出血、中風等會感覺麻木；觸覺下降還會影響關節、肌肉和肌腱的傳感器，更容易摔倒。

如何應對五感退化	
聽力下降	❶ 不要隨意掏耳朵。耳垢實際上是外耳道的保護層。經常掏耳朵會導致聽力受損、中耳炎等問題。 ❷ 避免聲音傷耳。戴耳機時，音量不要超過 60 分貝，連續使用耳機不要超過 60 分鐘，減少對內耳的損傷。盡量遠離噪聲環境，尤其不要在交通工具上、地鐵上放大耳機音量。量
視力下降	❸ 使用電腦和手機的時候不要離得太近，屏幕不要太亮，建議每 30 分鐘讓眼睛休息一下，眺望一下遠方。 ❹ 適度攝入綠葉蔬菜，宜多吃富含 -3 脂肪酸、類黃酮的食物。
味覺下降	多吃一些芹菜、洋葱等口味濃郁的蔬菜，烹調時適量加入大蒜、醋調味，可提升口感，刺激味覺
嗅覺下降	按照世界衛生組織（WHO）的建議進行嗅覺訓練，包括每天聞檸檬、玫瑰、丁香，一天 2 次，每次 20 秒。
觸覺下降	跳舞、打球、遛狗等活動，可以幫助提高身體的協調性和靈敏度，幫助恢復觸覺。

養生小錦囊

中醫對五臟衰老的預測

腎衰先兆：耳聾、脱髮、掉牙、骨缺鈣。肝衰先兆：眼花、手腳不靈活。脾衰先兆：吃飯不香，肌肉萎縮。心衰先兆：舌不靈，血脈不利。肺衰先兆：毛髮枯黃，嗅覺失靈，皮膚乾燥。

消化功能減退

脾胃虛弱

隨着年齡增長，人的消化功能也會隨之減弱。不少中老年人表現出腹脹、腹痛、便秘、腹瀉等問題。中醫認為，這是脾胃虛弱的表現。脾胃是人的後天之本，是消化吸收食物的重要器官。脾胃功能正常，人才能吃得香、消化好，身體才能得到充足的營養。

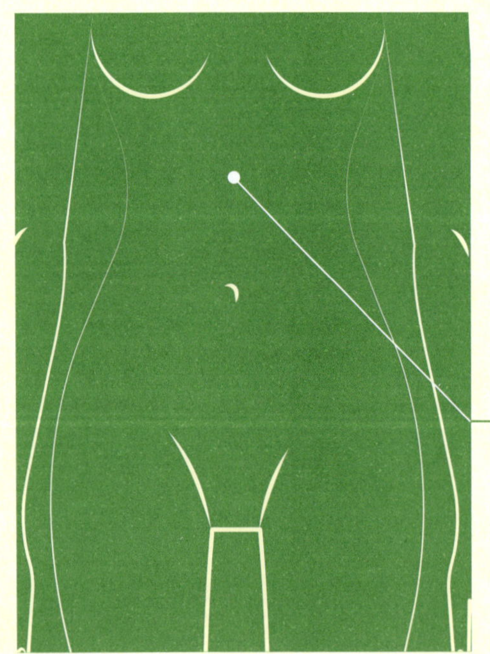

中脘穴

在上腹部，前正中線上，臍中上4寸

脾胃虛弱，應該怎樣調理

脾胃虛弱的原因主要有兩個方面：一是肝鬱氣滯，導致肝氣犯脾，影響脾胃的運化功能；二是脾胃本身的虛損，導致氣血不足，不能滋養脾胃。

肝鬱氣滯會影響肝的疏泄功能，使肝氣逆行犯脾，導致脾胃的運化功能受損，出現食慾不振、腹脹、嘔吐等症狀，使脾胃更加虛弱。調理時應解除肝氣的壓制。保持心情舒暢，避免生氣、憂慮、抑鬱等負面情緒；可以多吃柑橘類、綠葉蔬菜等可疏肝解鬱的食物，少吃辛辣、油膩、甜膩的食物，避免加重肝鬱氣滯。

脾胃本身虛損引起的消化不良，可以用通中焦的方法進行調理。通中焦是指消除脾胃的積滯，使脾胃的運化功能恢復正常。可以多吃山藥、大棗、薏米等可健脾行氣的食物；還可以每天按揉中脘穴 100 次，以促進中焦氣機的運行。

4 個小動作，改善消化功能

胃痛：高抬雙腿

該方法借助了瑜伽中的「船式」姿勢，它能抬升橫膈，減輕胃部和肝部所承受的壓力，從而緩解胃部痙攣、上腹部疼痛等。

便秘：快步走

大幅度地擺動手臂，大跨步走，可起到促進腸道蠕動的作用，有助於排出宿便。

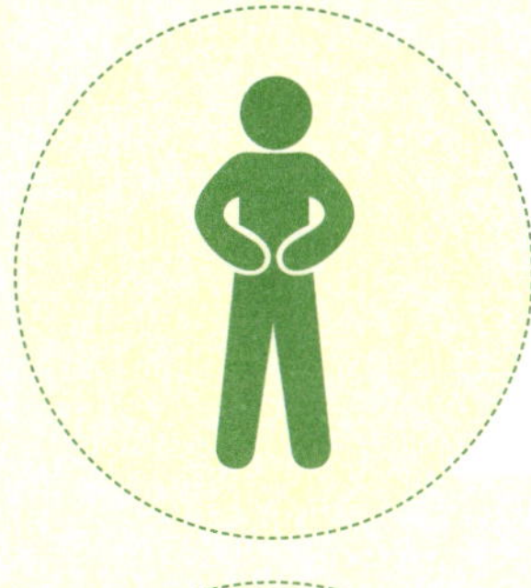

腹瀉：摩腹

常做摩腹動作，可以促進脾胃運化，消食化積、暖脾散寒，有助於改善脾胃虛寒引起的腹瀉等。

腹脹：仰臥起坐

仰臥起坐是簡單有效的鍛煉方式，它不僅能燃燒腹部脂肪、鍛煉核心肌群，還有助於提升消化功能，預防和緩解腹部脹氣、胃部脹滿等胃腸道動力不足的問題。

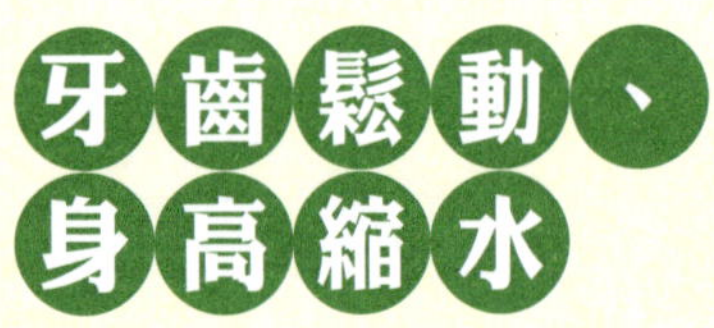

腎氣虧虛

很多老年朋友會有這些感受：發現自己明顯駝背，身高縮水；牙齒鬆動、脫落；走路越來越不利索……

牙齒鬆動、掉牙：提示腎氣不足

牙齒鬆動、掉牙和腎有甚麼關係呢？中醫認為「腎主骨」，而「齒為骨之餘」，這說明牙齒與腎臟的緊密聯繫。腎中精氣充足，則齒健發黑。

隨着年齡的增長，人的腎氣會越來越衰弱，腎氣不足就會導致牙齒鬆動、脫落及牙周炎等。部分人到了中年就會出現牙齒鬆動，很可能是腎虛引起的，腎虛則骨失所養，牙齒就會不堅固，鬆動易脫。

牙齒鬆動的人可以經常食用黑芝麻、板栗、核桃等，也可以燉腔骨、煲豬蹄湯等，還可以用枸杞子泡茶、煲湯、煮粥或直接嚼碎後用溫水送服。

身高縮水：建議適當補鈣

為甚麼有些中老年人身高會「縮水」？身高縮水的主要原因在脊椎上。脊椎由一個個小的椎體組成，包括頸椎、胸椎、腰椎、尾椎。雖然脊椎的椎體本身不會縮短，但是連接椎體的纖維組織隨着年齡的增長，會萎縮變形，導致椎體間縫隙變窄，身高也會因此變矮。

適當補鈣對於維護骨骼健康很重要。要想盡可能延緩骨纖維組織萎縮，放緩變矮的速度，中老年人可以多增加鈣攝入，比如牛奶、雞蛋、瘦肉、大豆及其製品等食物，都是補鈣佳品，也可以在醫生指導下服用鈣片，輔以維他命 D，以提高鈣吸收率。

中藥小檔案

藥名：枸杞子
性味：性平，味甘
歸經：歸肝、腎經
功效：補腎益精、養肝明目、補血安神

記憶力下降

心腦功能減退

身處快節奏的生活狀態下，不少人出現了記憶力下降的現象，而且有年輕化趨勢。這常常是心腦功能減退的信號，提醒你：需要呵護心腦健康了。

許多腦方面的問題，都可以從心上找原因

我們形容一個人的記憶力好，常會說這個人頭腦敏銳；有些人健忘，也會被認為是大腦出了問題，但其實這和心也有關係。心的功能正常時，我們會頭腦清晰、思維敏捷，精力也會特別充沛；如果心的功能低下或異常，就特別容易出現一些精神方面的症狀，比如健忘。

健忘指的是記憶力變差，遇事容易忘記。導致健忘的原因除去腦部器質性病變外，其實和心的功能好壞也有關係。心主血脈，為大腦提供血液，如果氣血不通暢，那麼大腦就不能得到充足的營養，記憶功能就會衰退，容易出現健忘症狀。尤其是老年人，心臟功能減弱，血管彈性下降，導致輸送到大腦的血液減少，進而出現健忘、失眠、頭暈等症狀，嚴重時甚至可引發阿茨海默症（即老年癡呆）。

心腦相連，腦不好也會反作用於心，影響人的神智。不過這種情況比較少見，從日常保健來說，還是要多保養心，心清則頭腦自明。

養心補腦小竅門：手指梳頭

這裏告訴大家一個養心補腦的中醫秘法，就是用手指梳頭。頭為諸陽之會，所有陽經都匯聚於此，按摩頭部就等於按摩了所有的陽經。

操作方法是：先用手指略微用力揉後頸，使新鮮氣血往頭部流動，再用手指從額頭向後腦勺梳頭。梳頭過程中遇到的小疙瘩都是經絡不通的地方，可在此處停下，多按摩一會。每天用手指梳頭 10~15 分鐘就可以了。長期堅持手指梳頭，人體經絡就會恢復通暢，從而達到養心補腦的效果。

專題 長壽之鄉的長壽玄機

江蘇如皋

青菜豆腐保平安

江蘇如皋市的長壽老人數量遠遠高於國際標準，是名副其實的長壽之鄉。

如皋老人每餐都吃得很清淡。早晚都喝大米粥或者粟米粥，外加包子等主食；中午是米飯加三菜一湯，多是青菜、蘿蔔、豆腐，這也應了「魚生火，肉生痰，青菜豆腐保平安」的諺語。

如皋人的飲食傳統可以歸納為「兩粥一飯」，這種飲食觀念對身體健康最有益的當屬早晚的兩頓粥。早晨喝粥有調節腸胃的作用，17：00~19：00 正是腎經當令時間，這時喝粥，有補腎益精、益壽延年的功效。

廣西巴馬

飲食粗、雜、素、淡、鮮

廣西壯族自治區西北部巴馬瑤族自治縣是世界五大長壽之鄉中百歲老人分佈率最高的地區，被譽為「世界長壽之鄉」。

研究表明，巴馬人長壽的主要原因是這裏自然環境好，水和空氣質量上乘，無污染，長壽老人大多長期食用天然生態食品。

巴馬長壽老人的飲食有五個特點：粗、雜、素、淡、鮮。

粗——以粗糧類為主，巴馬老人最喜歡吃野菜和粟米粥。
雜——巴馬老人攝入的食物種類多。
素——巴馬老人堅持「少葷多素」的飲食原則。
淡——嚴格控制用鹽量，每天大約 3 克鹽。
鮮——吃新鮮的時令食物。

山東萊州

健康的生活細節

山東萊州市被中國老年協會授予「中國長壽之鄉」稱號，成為中國北方首個獲此殊榮的城市。

山東萊州人的長壽，得益於他們的生活細節：少生氣、會消氣、不賭氣；晨起喝水、開窗通風、中午歇晌；冬曬太陽、夏愛乘涼；冷水洗臉、熱水洗腳；無病早防、有病早治。

湖北鐘祥

土雞蛋、米茶助長壽

湖北鍾祥市是楚文化的重要發源地之一，長壽歷史悠久，被稱為長壽縣已有 1000 多年。鍾祥市沿襲至今的許多地名與「長壽」密切相連，像長壽店、長壽河、百歲村等。根據數據，截至 2022 年 12 月，鍾祥市百歲以上老人達 118 位。2015 年，鍾祥被聯合國老齡所積極老齡化專家委員會認證為「世界長壽之鄉」。

鍾祥的百歲老人有一個特點，就是愛吃土雞蛋，即當地的土黃雞吃五穀雜糧所下的蛋（沒有吃任何化學飼料），老人們常說：「早晨喝下一碗雞蛋湯，一天精神爽。」

鍾祥人還有一個特別的嗜好，就是吃米茶，即用米做成的茶。其做法就是將鍾祥本地產的麥仁或大米用鐵鍋炒黃，一次可以多炒一些放着。食用時，先在鍋裏將水燒熱，再加入炒好的米，當米煮到剛開花時就關火，熱吃、涼吃均可。很多專家在考察鍾祥人的長壽秘訣時，認為鍾祥人的長壽與吃米茶的習慣不無關係。他們認為米茶是優質米製作而成，不僅可以消暑解渴，而且有助於防控慢性病、延年益壽。

新疆和田

常喝富鍶泉水、吃「長壽豆」

和田市位於新疆的最南端，以盛產和田玉而聞名，是著名的玉石之鄉，也是被國際自然醫學會認定的長壽之鄉。

根據檢測，拉依蘇村（和田市的一個村莊）的泉水鍶元素含量較高。研究表明，長期攝入鍶元素有助於調節免疫力，預防心血管疾病。

新疆和田居民每天吃的手抓飯裏必備的配菜就是鷹嘴豆，鷹嘴豆也叫「長壽豆」。鷹嘴豆富含蛋白質、不飽和脂肪酸及各種礦物質等，非常適合中老年人長期食用。

和田老人通常早睡早起，而且經常曬太陽，保證了維他命 D 的合成，降低了得骨質疏鬆的風險。

第二章

遠離生氣和抑鬱，好心情是長壽的快樂因子

絕大多數的病都是氣出來的

每次生氣都是往身體裏埋了一顆地雷

身體與情緒的關係，就像河床與河水的關係，正常的情緒應該是：流淌但不鬱結，經歷但不壓抑，感受但能放下。流水不腐，無論是喜悅、憂傷、憤怒，還是思慮和恐懼，只要能夠從身體的河床中流走，都不會造成問題。但如果情緒一下子來得太多、太猛、太激烈，無法及時通過，憋住了，情緒洪水便會失控氾濫，沖毀身體。

養生小錦囊

心情不舒暢時，如何調整

個性內向或不願意和別人交談的人，有不良情緒時，可選擇清晨、太陽出來時，面向東方，借肝氣升發、陽氣上升時高歌一曲，以宣洩不快。

不良情緒對身體的傷害不可低估

所謂不良情緒，就是指那些被壓抑、憋屈在心裏和身體，沒有排解出去的情緒，心理學稱之為「壓迫性情緒」，這些情緒很不穩定，總是失控、亂竄，會嚴重破壞身體內部氣血的流通。

不少人認為，心理與身體是兩個系統，獨立運行。憋屈雖然令心裏很不舒服，但不會對身體造成多大傷害。其實不然，身體是有記憶的，並不會忘記情緒激烈的那一刻。

人的一生，所有被壓抑的情緒都會被身體如實地記錄下來，最終會在某個時刻爆發。

埋藏在心裏的「情緒地雷」，會在身體脆弱之時炸響

每憋屈一次，就是在往身體裏埋一顆地雷，某一天，它們會在身體最脆弱的時候炸響。正如《丹溪心法》中所說：「氣血沖和，萬病不生，一有怫郁，諸病生焉。故人身諸病，多生於鬱。」這裏的「怫鬱」，就是心情不舒暢，也就是感到憋屈。

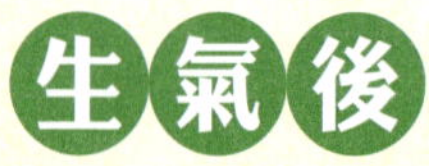

生氣後總覺得喉嚨塞住了

有些人生氣後，一段時間發現喉嚨裏好像有甚麼東西堵着，可是去醫院檢查，又沒發現甚麼問題。這是怎麼回事呢？中醫將其稱為「梅核氣」。

食療百科

半夏厚朴湯
疏肝理氣、和胃降逆

材料：生薑 15 克，半夏、茯苓各 12 克，厚樸 9 克，蘇葉 6 克。

做法：將上述藥材洗淨，放入砂鍋，加入 2000 毫升清水熬煮，大火煮沸，改小火煮 20 分鐘即可。

用法：早、晚各服用 100 毫升。

溫馨提示：孕婦忌服。

梅核氣，是鬱結的肝氣在作祟

梅核氣，這個病的名字很形象，說的是患者感覺咽喉間像被塞了一個楊梅的核，堵在那裏咽不下、吐不出，時有時無。雖然能明顯感到咽喉異物感，但只是感覺，並不是真有東西堵着，吃飯説話也不受影響。

中醫認為，這是因為心情不舒暢，使得肝氣鬱滯，痰與氣糾結，停留聚集在咽喉所致。這類患者多是有氣悶在心裏，導致氣機阻滯，結於咽喉。

調理梅核氣，名醫張仲景有妙方

張仲景在《金匱要略》裏，針對這種病有一個方子，叫「半夏厚朴湯」。這個方子裏，半夏化痰開結、降逆和胃，下行順氣；厚朴下氣除滿、散胸中滯氣，能夠行氣祛濕。二者配搭共為君藥。茯苓健脾滲濕，半夏祛濕化痰；蘇葉芳香宣肺、順氣寬胸，散胸中鬱結之氣，共為臣藥。生薑和胃降逆止嘔，為佐藥。

中藥小檔案

君藥

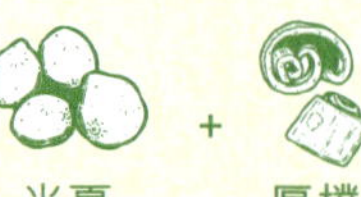

半夏 + 厚樸

臣藥

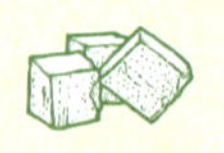

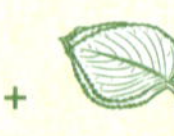

茯苓 + 蘇葉

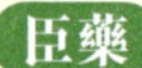

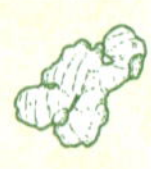

生薑

女人經常生氣

容易導致乳腺增生

生活中難免會遇到不順心的事情，如果沒能及時排解，動不動就生氣，會導致肝氣不疏，氣機鬱滯。對於女性，當肝氣積滯在乳房，時日一長患乳腺增生的概率就會加大。

養生小錦囊

乳腺方面的疾病，治肝是第一任務

乳腺增生、結節、纖維瘤是多出來的不該有的東西，調理應該用清瀉的方法。因為乳腺歸肝經所管，許多乳腺方面的疾病都是肝氣鬱結所致。肝氣不疏會削弱肝的疏泄能力，肝的疏泄能力下降，邪氣就易凝聚在乳腺部位而致病。

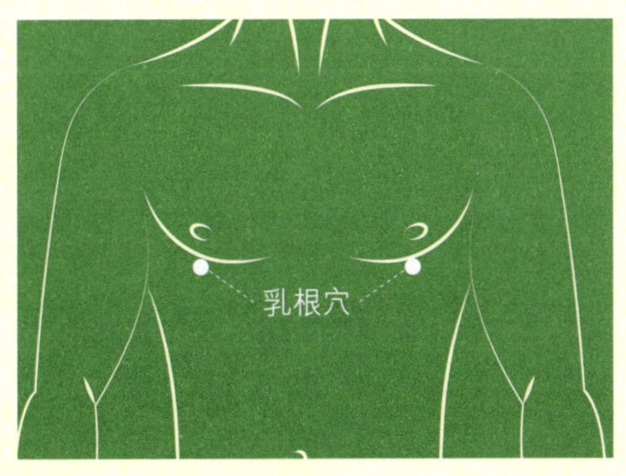

為甚麼現在乳腺增生的女性偏多

現代女性工作壓力大，生活節奏快，再加上缺乏心理疏導，容易把很多事都憋在心裏。

乳腺增生的發生與肝氣不疏關係密切。人總是焦慮、緊張、委屈、生氣的話，肝氣堵在那裏，就容易被乳腺增生盯上。中醫認為，乳頭屬肝，乳房屬胃，如果木土失和，肝與脾胃失調，就會出現乳腺增生。

勤按摩，有助於疏通經絡

按摩能夠疏通乳房經絡氣血、活血化瘀，對緩解緊張情緒、預防乳腺增生有益。但要注意的是，當乳房出現紅、腫、熱、痛等症狀或腫塊時，禁止按摩，應及時就醫。

按揉乳根穴：理氣化瘀止痛

按揉乳根穴：理氣化瘀止痛

快速取穴：在胸部，第五肋間隙，前正中線旁開 4 寸。

按摩方法：用拇指指腹按揉乳根穴 50~100 次。

主治功效：理氣化瘀止痛，預防乳腺增生。

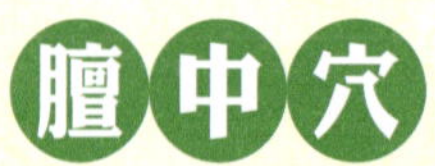

膻中穴 身上免費「出氣袋」

人生氣的時候，有免費的「解氣藥」——膻中穴，它是人體的「出氣筒」。

養生小錦囊

古先賢的養心智慧

孔子強調「仁者壽」，就是說善良的人寬容大度，會樂享長壽；老子提倡知足常樂、無欲無為、不爭之道、道法自然；莊子提倡虛無靜心、逍遙自在，這些都是長壽的法寶，值得現代人借鑒。

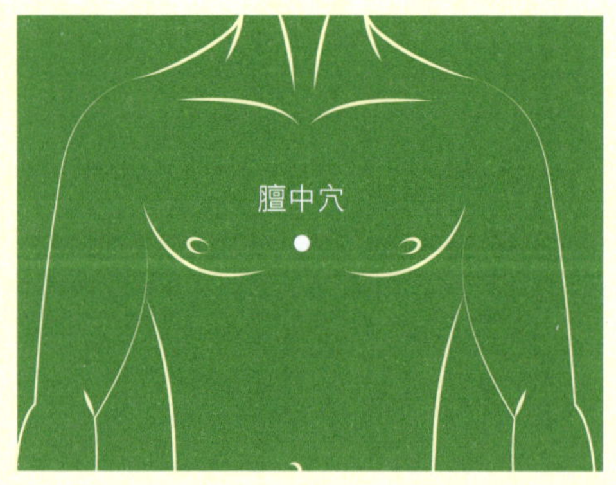

刺激膻中穴緩解不良情緒，少生氣，防百病

心包經有一個重要的穴位叫膻中穴，它在兩乳頭連線的中點上。人在鬱悶或是生氣的時候，會有一個習慣動作就是捶胸，捶的時候感覺氣順了些，其實捶的是膻中穴。

《黃帝內經》說「膻中者，為氣之海」「臣使之官，喜樂出焉」，即膻中穴是容納一身之氣的大海，它是主喜樂、主高興的穴位，所以按摩此穴，可以打開「氣閘」，讓全身之氣通行無阻。如果情緒不好，全身上下氣機不暢，下不能達於足，上不能傳於頭，當然會覺得心煩意亂、胸悶不適。此時，按摩膻中穴，能寬胸順氣，情緒也就變好了。

按揉膻中穴：寬胸理氣

按揉膻中穴：寬胸理氣

快速取穴：位於前正中線上，兩乳頭連線的中點。

按摩方法：用拇指或中指的指腹按揉，力度以稍有疼痛感為宜。每次按摩 10 秒鐘即可，6 次為 1 遍，每天按摩 3~5 遍。

主治功效：經常刺激膻中穴，可以加強氣血運行。臨床試驗也發現，刺激膻中穴可以擴張血管，調節心臟功能。

消消火、不憋屈

百合蓮子綠豆粥

中醫學認為，暑邪易侵犯心神，使人心煩意亂、易暴易怒。

食療百科

百合蓮子綠豆粥

清心火

材料： 大米60克，綠豆50克，乾百合、蓮子各10克，冰糖5克。

做法：
1. 大米淘洗乾淨，用水浸泡30分鐘；乾百合洗淨，泡軟；綠豆、蓮子洗淨後用水浸泡4小時。
2. 鍋內加適量清水燒開，加入大米、蓮子、綠豆煮開後轉小火。
3. 煮50分鐘後，加入百合、冰糖煮5分鐘，至冰糖化開即可。

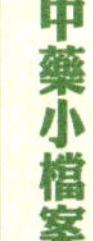

中藥小檔案

藥名：百合
性味：性寒，味甘
歸經：歸心、肺經
功效：清心安神、清熱除煩、養陰潤肺

夏季應心而養長，謹防暑熱傷心

按照中醫的五行學說，夏季屬火，火屬陽。夏天是一年中陽氣最盛的季節，也是身體新陳代謝最旺盛的時候。所以，在心火很旺的夏天，一定要重點養護我們的心。

夏天是陽長陰消的極期，萬物茂盛，心氣內應，養生應以養心為主。這時要使氣得泄（當出汗就出汗），因為夏天屬陽，陽主外，所以出汗多；逆之則傷心，會降低人體適應秋天的能力，也就是所謂的「奉收者少」。

百合、蓮子、綠豆：清心火、助睡眠的「好伴侶」

古人將蓮子心稱為「蓮之心苗」，蓮子心含「水之靈液」，盛夏時節才結出，能「交水火而媾心腎，安靜上下君相火邪」。這裏說的君相火邪，就是心火和腎火。我們可以將蓮子心理解成「奇兵」，它引來腎水，滅了心火，火熱被祛除了，人心不煩躁，就不憋屈了。百合可清除心煩、寧心安神；綠豆有清心火、助睡眠的作用。將蓮子、百合、綠豆一起煮粥，可以清心、安神、止怒、助眠。

情緒不佳

喝一碗佛手冰糖粥

中醫認為，經常發火跟肝臟有關。無論發火是因為肝氣鬱結還是肝火上逆，都會損傷肝臟。發火後，感覺胃脘慭悶不適時，可選擇疏肝理氣的食療方——佛手冰糖粥。

佛手配搭冰糖，疏肝和胃效果好

佛手可用於調理肝胃氣滯、胸脅脹痛、胃脘脹痛等病症；冰糖性平，味甘，歸脾、肺經，有補中益氣、和胃潤肺、止咳化痰的功效。將佛手和冰糖配搭起來煮粥食用，可以疏肝解鬱、健脾開胃，緩解情緒不佳，控制易怒情緒。

養生小錦囊

「五志過極化火」

五志是指喜、怒、憂、思、恐五種情志，當這些情志活動失調就會損及五臟，使氣機鬱滯，從陽化火，產生火邪侵犯人體的症狀。

食療百科

佛手冰糖粥

疏肝理氣，和胃

材料：大米100克，佛手10克，冰糖5克。

做法：
1. 佛手洗淨，煎湯去渣，取汁；大米洗淨，浸泡30分鐘。
2. 鍋內倒入清水，燒沸，倒入佛手汁，然後加入大米、冰糖同煮為粥即可。

中藥小檔案

藥名：佛手
性味：性溫，味辛、苦、酸
歸經：歸肝、脾、胃、肺經
功效：疏肝理氣，和胃止痛、燥濕化痰

趕走抑鬱心情，快樂陽光更健康

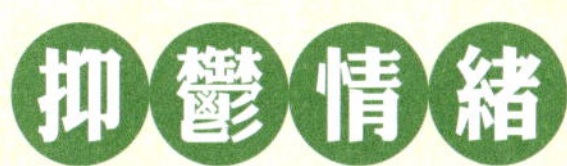

抑鬱症？別傻傻分不清楚

生活中難免會有情緒低落、甚麼都不想乾的時候。當出現這種情況，許多人就會覺得自已得「抑鬱症」了。上網一查，發現自己居然符合所有的診斷標準，於是就給自己扣上抑鬱症的帽子。

抑鬱情緒和抑鬱症有區別

許多人會把抑鬱情緒和抑鬱症混淆，二者其實是有區別的。抑鬱是每個人都會有的情緒，而抑鬱症則是一種精神障礙，一種以抑鬱消極、情緒低落為主要特徵的心理疾病。那麼，我們該怎樣區別抑鬱症和抑鬱情緒呢？

	抑鬱症	抑鬱情緒
產生原因	無緣無故產生悲傷難過等情緒。	事出有因，基於一定的客觀事件，比如好朋友的不理解、夫妻感情不和睦等。
持續時間	持續時間長，可達兩週甚至數月，每天大部分時間都有這種不良情緒。	通常時間較短，通過調節可緩解。
嚴重程度	會嚴重影響工作和學習，甚至產生自傷、自殺等行為。	相對較輕。
發病規律	有節律性症狀，主要表現為晨重夜輕，也就是凌晨至早上時間容易發作，比較難熬，黃昏和晚上狀態尚可。	沒有明顯的節律性特徵。

理氣解鬱

來一杯人參茶

抑鬱症多發生在白領階層，工作的壓力加上生活中的不如意，重負之下就容易引發抑鬱症。

食療百科

人參茶
理氣解鬱

材料：人參片 3 克。
做法：用熱水沖泡人參片後飲用即可。
用法：每日飲用 2~3 次。

溫馨提示：高血壓患者、急性病患者、發熱者和過敏者不可飲用。

人參茶調理，抗抑鬱效果好

郭女士在外企上班，收入穩定。老公在金融公司上班，兒子正在上大學。一般人覺得這樣的家庭是很幸福的，卻不知家家有本難念的經。郭女士工作壓力大，總是擔心年底完不成任務，老公時常出去應酬，導致他們經常吵嘴，所以她情緒一直低落，甚至感到痛苦。郭女士就診後得知，自己原來得了抑鬱症。由於上班的原因，她沒有太多時間做心理治療，也不想吃藥。醫生告訴她一個簡單的方法：喝人參茶。

人參可解鬱，緩解心情煩躁

人參具有調理心情煩躁、抑鬱等精神症狀的功能，古醫書中記載，人參能「主補五臟，安精神，定魂魄，止驚悸」。現代醫學研究也證實了人參治療抑鬱症的功效，並且明確功效成分是人參中的人參皂苷。人參皂苷對腦神經細胞有興奮作用，還能促進神經細胞之間的傳遞，增強學習和記憶能力。

中藥小檔案

藥名：人參
性味：性微溫，味甘、微苦
歸經：歸脾、肺、心、腎經
功效：大補元氣，補脾益肺、生津安神

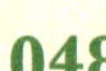

情緒不佳而失眠
用柴胡加龍骨牡蠣湯泡腳

當下，許多人的失眠主要是各種壓力以及煩惱、緊張和焦慮等不良情緒導致的。

食療百科

柴胡加龍骨牡蠣湯
疏肝鬱、促睡眠

材料：柴胡12克，龍骨、生薑、人參、去皮桂枝、茯苓各5克，半夏10克，黃芩3克，代赭石2克，大黃6克，牡蠣5克，大棗6個。

做法：所有藥材加水1000毫升，大火煮開，轉小火熬30分鐘即可。

用法：將藥汁分成兩份，早、晚加入溫水泡腳，每次20分鐘。水溫不要太高，水過腳面即可。

溫馨提示：請在專業醫生指導下使用；不要空腹泡腳；孕婦忌用。

肝鬱導致的失眠，有哪些表現

這類人的舌頭伸出來是尖尖的形狀，有肝氣鬱結的症狀，如口苦、口乾、頭暈、胃口不佳、胸悶、心悸、肋骨脹痛、噁心嘔吐、失眠多夢等。

柴胡加龍骨牡蠣湯泡腳，專調肝氣不疏引起的失眠

一般情況下，如果是因為肝氣不疏而引起的失眠，用此方泡腳可促進睡眠。情緒不好引起的身體問題，除了及時就醫，可以用此方來泡腳。

柴胡加龍骨牡蠣湯出自漢代張仲景的《傷寒論》，此方由小柴胡湯加味而成，並做了適當調整，專門調理少陽不和，肝膽失調，氣火交鬱，心神不安。臨床以胸滿、煩躁、譫語、身重為辨證要點。

吃百合山藥燉鱔魚

抑鬱情緒巧緩解

如果一個人情志不暢，內心太過抑鬱、恐懼或悲傷，會導致氣滯。氣滯則血瘀，滯在哪裏就會堵塞哪裏，加重氣血失調。要想保持氣血暢通，首先要保持心情舒暢。心情舒暢，身體裏的氣才能順，氣順暢了，血才會通暢，身體才能健康。

化解抑鬱情緒，首先要補心脾

抑鬱情緒多是由情志不舒、思慮過度、心脾兩虛等引起的。百合山藥燉鱔魚，有補脾健胃、溫補肝腎的效果，可以緩解抑鬱情緒。

百合、山藥、鱔魚，補養肝脾腎效果好

百合有養陰潤肺、清心安神的效果，是調理虛煩驚悸、失眠多夢、陰虛久咳的良藥。百合具有寧心安神、養陰潤燥的作用；山藥是常用的滋養補益藥，有補脾益氣、助消化的作用；鱔魚可益肝腎、補虛損，適用於氣血不足引起的抑鬱情緒。

食療百科

百合山藥燉鱔魚

安神補肝、緩解抑鬱情緒

材料：鱔魚1條（約250克），山藥、百合各30克。

調料：鹽適量。

做法：
1. 鱔魚治淨，切段備用；山藥洗淨，去皮，切段。
2. 將鱔魚、山藥和百合一起放到瓦煲內，加適量清水，隔水蒸熟，加鹽調味即可。

養生小錦囊

保持好心情——健康長壽的秘訣

保持心情愉悅的人，經常有一種青春活力，這樣的人患心臟病、高血壓及精神相關疾病的比例比一般人要小。因此，好心情是健康長壽的重要因素。

中藥小檔案

藥名：山藥
性味：性平，味甘
歸經：歸肺、脾、腎經
功效：健脾、補肺、固腎、益精

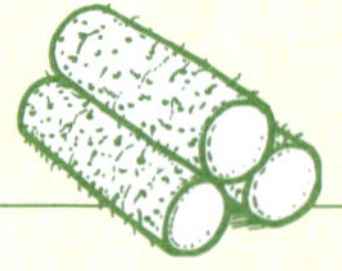

長期心中不快者

喝香附茶

香附這味中藥，它的解鬱效果非常好。而且它跟柴胡、薄荷不一樣，如果我們把肝氣的鬱結分成三個層次，那麼香附可以對付最深層，薄荷對付最淺層，柴胡居中。所以，對那些肝鬱很久的人，可以用香附來疏肝。

食療百科

香附茶

疏肝理氣、調和肝胃

材料：香附、川芎、紅茶各3克。

做法：
1. 香附、川芎用水浸泡半小時。
2. 然後把這兩味藥跟紅茶一起放在鍋中，加250毫升左右的水，先用大火燒開，再用小火煎煮10分鐘即可。

肝鬱過久有哪些表現

情志方面不順暢，會導致肝鬱氣滯。肝氣的氣機不利，會導致胸脅部位脹痛；氣鬱生痰，會感覺喉嚨有異物感；如果氣滯時間較長，會導致血行不暢，女性朋友還會引起痛經。

香附、川芎泡茶，解肝鬱效果好

心情比較抑鬱的人，如果覺得自己心裏有甚麼事情想不開，有一股氣憋在心裏，這個時候就可以用香附泡茶喝，把體內的鬱結之氣疏通開，去除心中的憤懣之氣。川芎具有升散作用，能夠帶着氣往上走，而且跑得很快。上焦氣血不通時，用川芎可以升達。香附茶不但可以疏肝理氣，還能調和肝胃。對因心中有鬱結之氣導致的胸腹部脹痛、氣郁不舒、總想歎氣的人，是比較對症的。

中藥小檔案

藥名：香附
性味：性平，味辛、微苦、微甘
歸經：歸肝、脾、三焦經
功效：疏肝理氣、調經止痛

藥名：川芎
性味：性溫，味辛
歸經：歸肝、膽經
功效：活血止痛、行氣開鬱

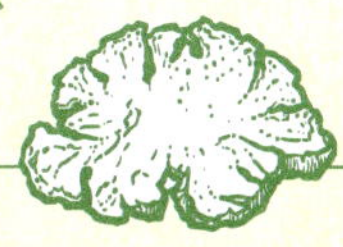

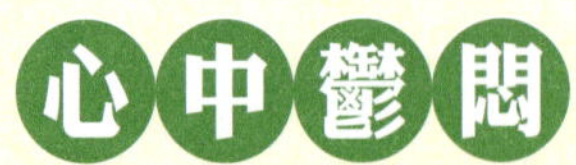

心中鬱悶

掐掐腋窩及胸大肌能緩解

心情鬱悶時，有一個及時緩解鬱悶情緒的好方法：用手掐一掐自己的腋窩及胸大肌，這樣胸口脹堵的不適感就能很快緩解。

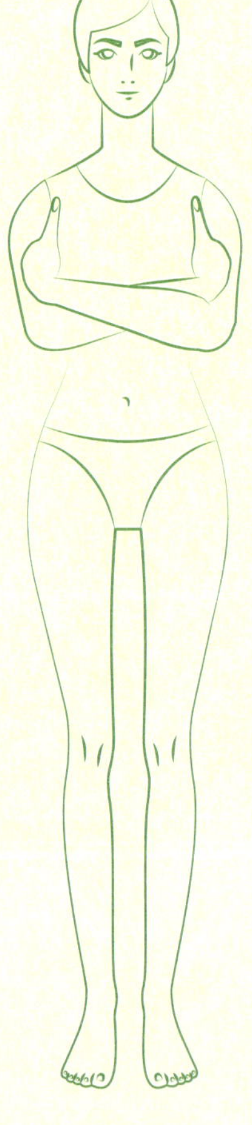

掐按腋窩及胸大肌緩解鬱悶的原理

中醫認為，心包經、心經兩條經絡正好從腋窩和胸大肌通過，按摩此處能夠起到疏通氣機、開胸解悶、寧心安神的功效。現代醫學研究發現，支配上臂的粗大神經乾正是從腋窩深處通過。用力掐按此處，能夠強烈刺激神經感受器，中樞神經系統在接收神經信號後，大腦會相應產生內啡肽之類的物質。內啡肽能使人心情愉快、心境平和。

掐腋窩及胸大肌的具體方法

1. 兩手手掌攤開，將拇指以外的四指併攏，然後一起伸入腋下。
2. 右手放到左腋下，左手放到右腋下，拇指自然放在胸大肌處，接着用拇指和四指相對用力，掐按腋窩及胸大肌，每次掐按 2~3 秒，稍停頓後繼續掐按第二下，同時緩慢地做深呼吸，持續 1 分鐘即可。

養生小錦囊

疏肝解鬱的中藥代茶飲

經常心情鬱悶，可以在醫生的指導下選用具有疏肝解鬱作用的中藥代茶飲用，如玫瑰花、月季花、茉莉花、合歡花、佛手等，有助於疏肝理氣，緩解緊張。

音樂為藥之上品

唱歌可以化解憋屈

一個人如果持續情緒緊張，就會出現氣滯甚至肝氣不疏，而唱歌能夠改善這個問題。

養生小錦囊

五音和五臟的對應關係

古人認為，五音跟五臟是有對應關係的，也就是通常所說的「五音入五臟」。五音分別是宮、商、角、徵、羽，其中與肝對應的是角，與心對應的是徵，與脾對應的是宮，與肺對應的是商，與腎對應的是羽。不同的音律對五臟有不同的調節作用。

唱歌可以解開心中的鬱悶之氣

根據中醫五行學說理論，肝，在志為怒，在聲為呼。許多人肝氣不疏時，會想要高聲呼叫，因為呼叫能夠疏解肝氣。所以，唱歌有助於把心中的鬱悶之氣疏解開。

脾，在志為思，在聲為歌。因此，唱歌也可以疏解脾之鬱結，使脾胃氣機調暢。如果你胃口不好，可以痛快地唱唱歌，有可能會胃口大開。

音樂的根本是和諧，就如同藥之配伍

唱歌不僅是一種娛樂手段，更是一種調理身體的方式。中醫養生學認為，音樂的根本是和諧，和諧來源於五音的和合，就如同藥之配伍。從某種意義上來說，用藥的根本就是和諧。而音樂為藥之上品，因為音樂能夠使心情愉悅，陶冶情操，調節不良情緒。

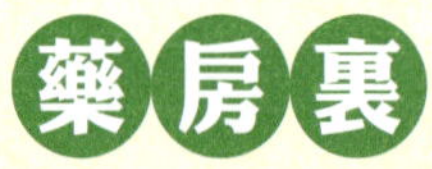

買得到的疏肝解鬱妙藥

在疏肝解郁方面，古醫書流傳下來許多驗方，這些驗方經過各類患者檢驗，效果較好，安全性也較高。重點介紹三種調理肝鬱效果好的中成藥，大家可以根據自身情況，結合醫囑選用。

逍遙丸：緩解焦慮

中醫有一個很神奇的藥丸，能讓人感到快樂，它就是逍遙丸。逍遙丸是根據十大中醫名方之一的逍遙散製作的，其主要成分是：當歸、白芍、柴胡、白術、茯苓、炙甘草、生薑和薄荷。其中，像白芍、柴胡這些藥都是疏肝的常用藥。逍遙丸能疏肝健脾，調理情緒。特別是平時愛生氣的人，用它來疏肝理氣、養血調經，效果很好。女性常見病症，比如月經不調、痛經、乳腺增生、更年期綜合症等，中醫認為多是由於肝鬱氣虛脾弱引起的，可以用逍遙丸來調理。

柴胡疏肝丸：解決心煩易怒

柴胡疏肝丸，來自中醫名方柴胡疏肝散，所用到的藥物有柴胡、青皮、防風、香附、陳皮等，其主要功效也是疏肝解鬱、行氣止痛。對經常一生氣就會感覺胸脅脹痛、胸悶不適，而且特別容易歎氣、心煩易怒的人來說，可以選用柴胡疏肝丸。

開胸順氣丸：專門對付生氣後吃不下飯

開胸順氣丸主要功效是消食化滯。如果生氣後胸悶、不想吃飯，可以服用開胸順氣丸。顧名思義，這味藥有助於開胸順氣。氣順了，食慾就會好，吃飯就會香。所以，針對食慾不振或胸悶等症狀，並且明確知道這些症狀的原因是心中有鬱結之氣，就可以吃點開胸順氣丸。需要注意的是，孕婦及老年人，或者特別氣虛的人忌用開胸順氣丸。

中藥小檔案

藥名：當歸
性味：性溫，味甘、辛
歸經：歸心、肝、脾經
功效：補血活血、調經止痛

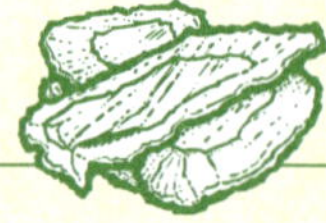

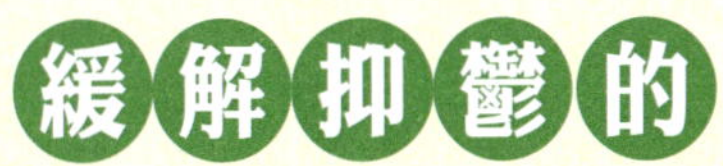

緩解抑鬱的 5 種方法

在節奏快、壓力大的現代社會，被抑鬱情緒困擾的人越來越多，而抑鬱又是許多疾病產生的根源，所以，如何調節心理和情緒、保持心理健康，已成為現代人需要關注的問題。下面介紹 5 種常用的方法幫助大家調節心理和情緒。

轉移情緒

當生氣、苦悶、悲傷時，可以暫時回避，努力讓自己從不快的情感體驗中轉移開。例如，換一個環境、做一件有意思的事情、探親訪友等。

多捨少求

常言道「知足者常樂」，總是抱怨的人，不容易獲得愉快。多奉獻少索取的人，「心病」更不容易找上門。

從生活中找樂趣

飼養貓、狗、魚、鳥等小動物，或種植花草、菜果等，可以起到排遣煩惱的作用。遇到不如意的事，主動與小動物親近，洗洗菜、澆澆花或品嚐水果，都有助於調節不良情緒。

向人傾訴

有不愉快的事情，應學會向人傾訴，把心中的苦楚告訴知心人，以緩解不良情緒，有時還能得到中肯的建議。

培養愛好

人沒有愛好，生活會顯得單調。所以除工作外，可以培養業餘愛好，比如唱歌、跳舞、打球等。心情不好時，全身心投入自己的愛好中，這樣有助於排解鬱悶心情。

第三章

陰陽調和、氣血不虛是長壽的根本

壽命長，全靠調陰陽

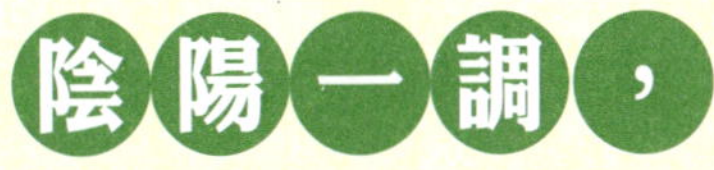

陰陽一調，百病皆消

萬事萬物，不管它多複雜，歸根結底，都是陰陽的變化。《易經》有：「一陰一陽謂之道」，養生也同樣講究陰陽平衡之道。

順應自然養生

養生也要隨着自然界的陰陽消長而變化，那麼陰陽消長的規律是甚麼？

一天之中的子時（23：00~次日 1：00）、一年之中的冬至是陰極；而一天之中的午時（11：00~13：00）、一年之中的夏至是陽極。陰極則陽生，陽極則陰長。就是説陰到了極點就會開始向陽轉化，陽到了極點就會開始向陰轉化。陰極之後，進入陽長陰消階段；陽極之後，則進入陰長陽消時期。

陰陽失衡，疾病易生

健康的人都是陰陽平衡的，而生病的人都是陰陽失去了平衡。陽的能量具有溫熱、明亮、乾燥、亢進等特徵，陰的能量具有寒冷、晦暗、濕潤、抑制等特徵。如果有人在大熱天非常怕冷，這是明顯的陰盛陽衰，此類人多有大便溏稀、精疲乏力、出虛汗、記憶力減退等症。

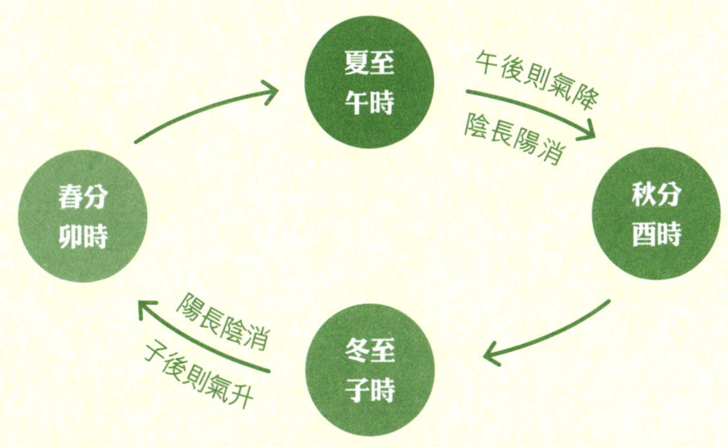

健康不健康，

寒熱來主導

不健康的身體存在兩種狀態——寒與熱。但是，寒的狀態和熱的狀態並不是靜止的，它們時刻都在變化。

養生小錦囊

為甚麼冬至、夏至容易發生心腦血管疾病

冬至和夏至是一年中相對特殊的兩天。前者陰氣最盛、陽氣最弱；後者陽氣最盛，陰氣最弱。冬至是陰極，寒極和氣降極，即「冬三極」；夏至是陽極，熱極和氣升極，即「夏三極」。所以，這兩天都是人體陰陽氣機轉換容易出現問題、陰陽容易失衡的時候，驟冷驟熱的天氣變化，很容易引發心腦血管病變，老年人及心臟不好的人更容易出問題。

寒熱左右健康

《黃帝內經》說：「陽盛則熱，陰盛則寒。」如果體內陰的能量多了，人就會感到寒冷；如果陽的能量多了，人就會感到燥熱。陰陽平衡的關鍵是寒熱平衡，體內寒熱不均衡往往是致病的因素。只有寒熱平衡了，陰陽這兩種能量才會平衡，身體才會健康。

調寒熱以調陰陽

中醫最根本的治療原則就是調陰陽，體內陰的能量多了，就讓它少一點兒；體內陽的能量少了，就讓它多一點兒，只要陰陽平衡了，身體也就健康了。中醫在調陰陽這個原則的指導下，發明了很多調理方法，其中調寒熱是最常用的方法之一，所以調陰陽常常從調寒熱做起，諸如寒則溫之、熱則寒之等。

判斷身體寒熱的方法

舌苔：平和體質的人，舌頭應該是淡紅舌、薄白苔。如果舌質偏紅，則反映身體趨向於熱；如果舌質偏白，則反映身體趨向於寒。

痰涕：鼻涕和痰呈白色，是清的，代表寒象；一旦它們呈黃色，則代表熱象。

鼻頭：鼻頭代表脾，兩個鼻翼代表胃，如果這裏發紅，說明脾胃有熱。

印堂：即兩眉之間的部位。如果印堂發紅或紫紅，說明肺部積熱。

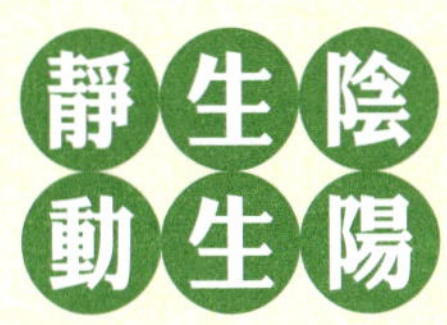

靜生陰 動生陽

人體內的陰陽是相對平衡的。如果陰盛，陽氣就會受損；如果陽盛，陰液就會受損。動靜兼修、形神共養、陰陽平衡，人才能健康。

養生小錦囊

東方養生的長壽奧秘——動靜交替

東方養生在動養和靜養方面都積累了豐富的經驗。只靜養不運動是錯誤的，而只運動不知道休息更不對。正確的養生方法應該是動靜相兼，剛柔相濟，亦動亦靜，缺一不可。腰圍不大、血脂不高者，可以靜養為主、動養為輔；反之，腰圍大、血脂高者，應以動養為主、靜養為輔。

陰虛者以靜養為主

神屬陽，靜以養神，這裏強調的是「神靜」。神不能靜，身體就不能完全放鬆，心神不安就易邪氣入體，從而危害健康。

靜坐、閉目養神、睡眠等都屬靜養，但現代生活節奏快、壓力大，想做到靜養並不容易。因此，我們可以培養一些適合靜養的業餘愛好，如釣魚、繪畫、書法、聽輕音樂等，讓心情平靜，從精神到身體逐漸放鬆下來。

陽虛者以動養為先

形屬陰，動以養形，這裏強調的是「形動」。人們常說「生命在於運動」，要想獲得長期的健康，就必須保持適度活動。在陽光下快走、慢跑、騎行、打球、日常勞作等均屬動養，可以增強心肺功能，改善血液循環，使氣血暢通，提升陽氣，減少疾病。勤於動腦也屬動養，讓大腦動起來，可以讓人思維敏捷、神清腦健。

日常生活中，應適當增加「升陽」的機會：多走路，少乘車；多爬樓梯，少乘坐電梯；減少盯屏用眼時間，多做一些伸展活動；堅持每天運動，保持身體活力。

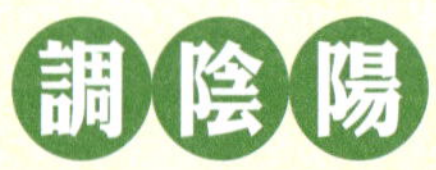

方法之一：寒則溫之

我們的身體裏有陰有陽，一旦受到外界寒邪影響，陽氣受抑制，陰陽失衡就容易生病，此時可借助大自然中熱的能量將寒邪清除。

食療百科

乾薑羊肉湯

祛寒暖體

材料：羊肉500克，乾薑10克。

調料：蔥白15克，胡椒粉2克，鹽適量。

做法：1. 香附、川芎用水浸泡半小時。

2. 然後把這兩味藥跟紅茶一起放在鍋中，加250毫升左右的水，先用大火燒開，再用小火煎煮10分鐘即可。

陽虛易體寒，溫補陽氣除寒邪

寒是萬病之源，身體處於寒的狀態，各種疾病就會接踵而至。人很容易受寒，在涼水裏嬉耍，腿部着涼了，下肢就容易受寒；冷飲喝多了，寒邪灌進身體，肚子就受寒疼痛；穿得太少被冷風吹到，胃脘就易受寒。對於寒邪侵擾、陽氣受損的調理，原則就是「寒則溫之」，我們可以採用曬太陽的方式，來溫陽散寒。

曬太陽應選擇10：00前、15：00後，每天堅持曬30~60分鐘為宜（驟冷驟熱的惡劣天氣除外）。

乾薑羊肉湯，溫陽散寒

體寒的人，可以選擇一些溫補陽氣的食材和藥物來幫助調理，讓身體溫暖起來，使氣血正常運行，這樣就能抵抗寒氣了。用乾薑和羊肉一起煲湯，有溫陽散寒的功效。

中藥小檔案

藥名：乾薑
性味：性熱，味辛
歸經：歸心、肺、脾、胃、腎經
功效：溫中散寒、溫陽守中、溫肺化痰

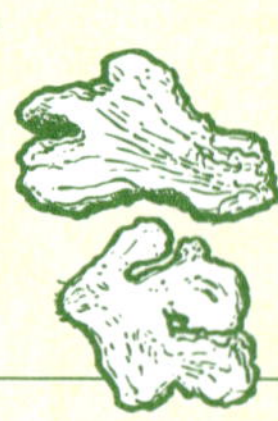

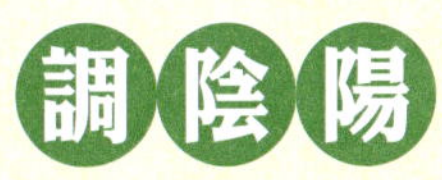

方法之二：滋陰斂陽

如果身體受了熱邪，就用滋陰斂陽的方式調理，陰陽平衡了，才能重回健康狀態。

食療百科

玉竹麥冬銀耳湯

滋陰潤燥

材料：玉竹、麥冬各 10 克，乾銀耳、枸杞子各 5 克，冰糖適量。

做法：
1. 銀耳泡發，去蒂，洗淨；玉竹、麥冬、枸杞子洗淨。
2. 鍋內放入玉竹、麥冬、銀耳、枸杞子，加入適量清水，煎煮 1 小時，加入冰糖，攪拌至化即可。

陰虛易上火，宜滋陰潛陽

熱是甚麼？熱就是身體內陽的能量多了，陰的能量少了，陰陽失去平衡。熱是很多疾病的起因，熱盛傷津耗液。陰虛火旺的人時常覺得口乾舌燥、喉嚨乾、眼睛乾澀。夜晚睡覺時，時常覺得「五心潮熱」，即兩手心、兩足心和心中發熱。這種熱不會使人感到舒適溫暖，反而令人煩躁、坐立不安，也影響睡眠。中醫調理陰虛火旺，以滋陰潛陽，養陰清熱為主，同時應注意調整心態，保持情緒穩定。

玉竹、麥冬配搭銀耳一起燉湯，可滋陰降火

玉竹質柔而潤，長於養陰，補而不膩，所以適用於內熱燔灼、耗傷肺胃陰液的病證；麥冬涼潤，既能養陰潤肺，又能降逆下氣，潤中帶補，為滋陰降逆止咳之良藥，用於陰虛肺燥、乾咳、燥咳、勞傷咯血等，同時麥冬對火邪上氣、咽喉不利也有調理作用；銀耳能夠滋陰潤燥、益氣消腫，對於體內虛火亢盛導致的眼乾、口乾、便秘等症狀有較好效果。

中藥小檔案

藥名：麥冬
性味：性微寒，味甘、微苦
歸經：歸心、肺、胃經
功效：清心潤肺、養陰生津

藥名：玉竹
性味：性微寒，味甘
歸經：歸肺、胃經
功效：養陰潤燥、生津止渴

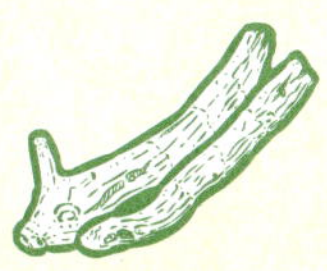

補足氣血，解決 90% 的健康隱患

人體裏的氣血就像汽車裏的汽油

人體裏的氣血就像汽車裏的汽油，如果汽油加滿，汽車就能正常行駛；如果汽油不夠，汽車就不能正常行駛。

氣血暢通、充足與否，是一個人健康與否的關鍵

如果一個人工作勞累、生活不規律，就容易氣血不足，能供給五臟六腑的動力和能量也會不夠，臟腑為了維持正常的生命活動，必須超負荷運轉，時間一長就會出現經絡不通、臟腑功能減弱從而導致疾病的發生。

氣血足，百病除

只有氣血充足，才有利於全身經絡的通暢，有了充足的氣血和通暢的經絡，身體的臟腑才能得到濡養，使其功能強健起來。氣血充足、經絡通暢、臟腑功能強大，身體就會有一個很好的內部環境和強大的免疫體系，既可以及時清理體內毒素，又能抵禦外來病邪。

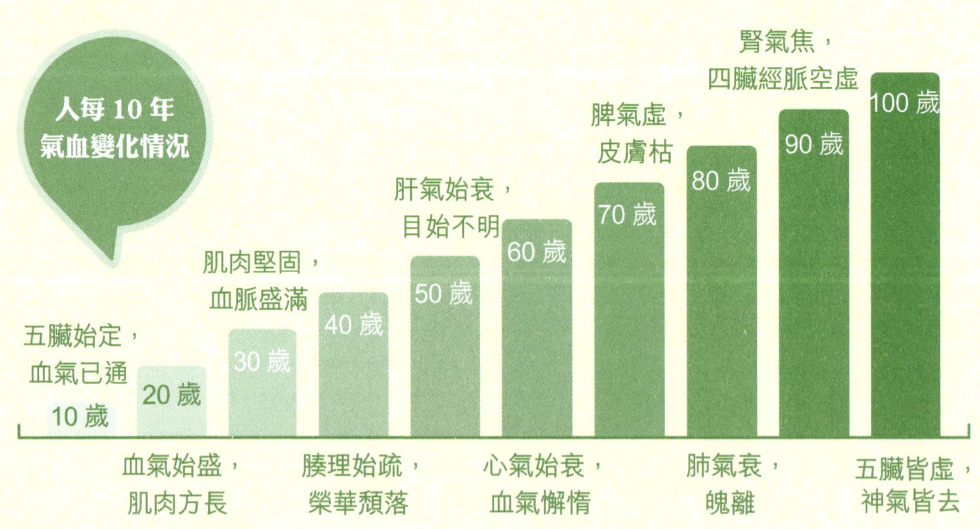

養生先養氣，養顏先養血

人體的五臟六腑、經絡，乃至毛髮、皮膚都必須依靠氣血的滋養，沒有氣血就沒有生命。只有氣血充足、通暢，人體才會健康。

養生小錦囊

「氣為血之帥」、「血為氣之母」

氣和血之間的關係，可以用兩句話來概括：「氣為血之帥」、「血為氣之母」。也就是説，氣可以統帥血，而血又能生成氣，氣和血是互相依存的。

氣能行血、攝血，並參與血的生成。血不能自己流動，必須由氣推動才可以流動，也正是有氣的作用才能保證血在血管裏流動而不跑到外面去。

血為氣之母，意思就是血為氣的載體，為氣提供充足的營養。氣必須依附於血才能存在於體內，如果沒有血作為氣的依附，就會發生氣脱，那氣也會散了。

養氣就是養命

説到「氣」，很多人馬上想到的就是氣體，比如空氣。而中醫學講的「氣」和大家平常認識的「氣」有很大區別。中醫講的「氣」，是由先天之精氣、水穀之精氣和吸入自然界的清氣組成。氣具有很強的活力，不停地運動着，中醫學以氣的運動來解釋生命活動。氣是構成人體及維持生命活動的最基本物質，人們每天的工作、學習、呼吸、吃飯、睡覺等活動，都需要「氣」來提供能量。它存在並運行於人體的各個臟腑組織中，時時刻刻都在消耗，所以也需要及時補充。

養血補陰，才能有好身體、好氣色

中醫認為，無論男女都以血為本，只有血足了，面色才會紅潤，頭髮才有光澤，精神才會飽滿。一旦陰血不足，就會變得面色憔悴，皮膚枯槁，頭髮乾枯。除了面色、皮膚、頭髮等直接變化外，肝經失去血的濡養，會引起指甲乾裂、視物模糊、手足麻木；精血同源，血的不足又會引起腎精不足，從而導致健忘、心悸、失眠多夢、精神恍惚。

胖人要補氣，瘦人要補血

中醫認為，「胖人多氣虛，瘦人多血虛」。這是甚麼原因呢？氣虛之後，人體內氣的運動就沒有了力量，氣化功能就會減弱。氣化功能減弱，脂肪等不能得到正常代謝，人就會發胖。血虛多會導致火旺，火旺會加快體內脂肪代謝，同時也會消耗營養成分，所以自然會消瘦。

食療百科

杞菊黨參茶

健脾益氣

材料： 黨參 10 克，菊花 3 克，枸杞子 5 克。

做法： 黨參、菊花、枸杞子洗淨，放入杯中，用沸水沖泡 20 分鐘即可飲用。

從中醫理論上說，胖人大多陽氣偏虛，體內有痰有濕，動作較緩，不太喜歡活動，活動時容易肢體疲乏困重，這類人容易患動脈硬化、中風、冠心病等疾病。瘦人則往往陰虛火旺，敏捷好動，容易亢奮衝動，易患失眠、口腔潰瘍等疾病。

胖人易氣虛，健脾益氣是虛胖之人補本的方法

胖人可以吃一些補氣健脾的食物，如冬瓜、白蘿蔔、木耳、山藥等。白蘿蔔含有辛辣成分芥子油，具有促進脂類物質代謝的作用；冬瓜利水，通便作用較強，脾虛濕重的胖人可以適當多吃。氣虛肥胖者可以飲用杞菊黨參茶，主要用於調理脾胃虛弱、氣血兩虧、體倦無力、食少、口渴、久瀉等問題。

瘦人多陰虛火旺，應吃養陰降火的食物

陽虛火旺的瘦人可選用百合、苦瓜等滋陰降火的食物，不要過量食用辣椒、八角、桂皮等辛香、辛辣的食物，少吃煎炸及上火的食物。

中藥小檔案

藥名：黨參
性味：性平，味甘
歸經：歸脾、肺經
功效：補中益氣、養血生津

為甚麼女人

最容易氣血兩虛

高強度的現代生活，再加上經、孕、產、乳等大量失血會導致女性血虛。中醫認為「血為氣之母」，血虛逐漸加重就會「氣血兩虛」。氣血兩虛最容易耗傷腎精，從而形成氣、血、腎虧虛，引發各種病症。

氣血不虛，女人才能貌美如花

中醫美容學認為，人體的美是建立在臟腑經絡功能正常、氣血津液充足的基礎上的。只有調補好氣血，以內養外，氣色才會好，也就是中醫上常說的「有諸內者，必形諸外」。所以，氣血通暢是女人健康美麗之本。

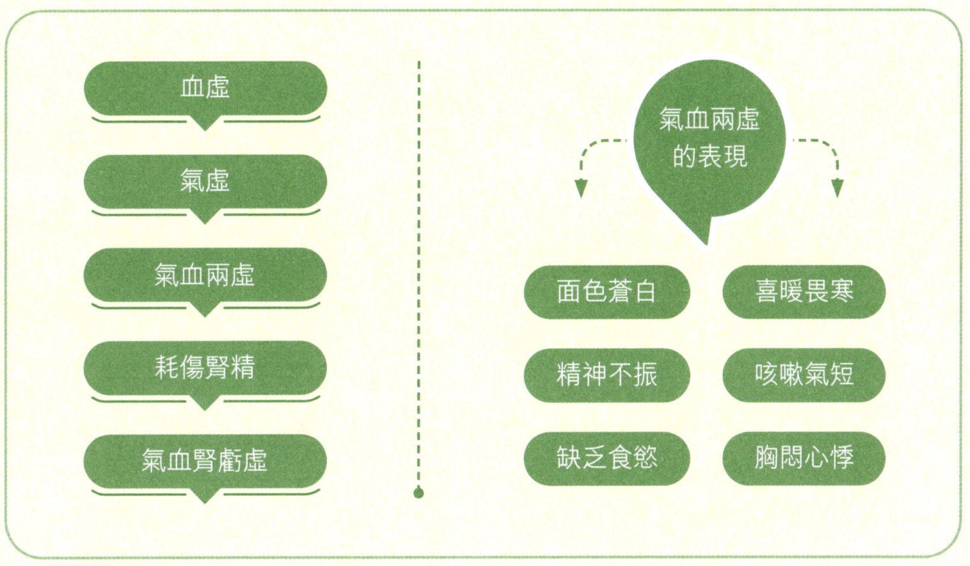

避開濕邪

才能氣血調和不虛虧

中醫認為，導致氣血受損的濕邪有外濕和內濕兩種，而對濕邪最敏感的是脾，濕邪侵犯脾，脾失健運，是濕邪致病的主要原因。

濕邪是如何侵犯人體的

外濕多由氣候潮濕、涉水淋雨或居住在潮濕的地方等引起。濕氣為長夏的主氣，在夏天和秋天交界的時候，陽氣下降，水氣上升，空氣就會異常潮濕，是一年中濕氣最盛的季節，這時候特別容易被濕邪侵犯，導致各種疾病。

內濕主要是因為脾氣虛弱，脾虛運化水濕不利，水濕停聚，從而造成濕濁內生，導致一系列疾病。

濕邪侵體有哪些表現

濕邪是陰邪，具有重著、黏滯的特點，因此濕邪入侵人體易出現頭重如裹、全身困重、四肢酸懶、大便稀溏不爽、小便混濁，甚至水腫等症狀。濕邪困脾，脾氣虛損，從而影響氣血，使人面色晦暗，女性朋友還可能會出現白帶過多、濕疹等症狀。

日常祛濕怎麼做

不管是內濕還是外濕，都是脾失健運，因此健脾能夠達到祛濕的效果。可以在平時吃一些健脾的食物，如薏米、陳皮、山藥、大棗、扁豆等。此外，還可以艾灸脾俞穴。隔薑艾灸脾俞穴，有健脾祛濕的功效。

快速取穴：脾俞穴在下背部，第十一胸椎棘突下，後正中線旁開 1.5 寸處。

艾灸方法：取新鮮生薑，切成 0.3 厘米厚的薑片，在薑片上紮小孔。把薑片放在脾俞穴上，然後把艾炷放在薑片上，點燃，小心施灸 10~20 分鐘。

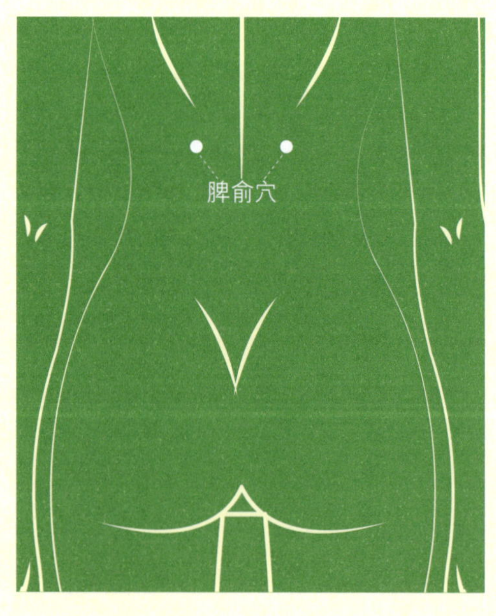

驅寒保暖
是養護氣血第一任務

中醫認為，寒為「六淫」之一。寒邪總是會像賊一樣悄悄潛入人體。寒入四肢，就會覺得四肢冰冷；寒入筋骨，就會引發各種關節疼痛性疾病……所以，學會驅寒很重要，3個簡單小方法就能做到。

養生小錦囊

現代人的許多病都是寒邪所致

古人對寒邪的態度是「誠惶誠恐」，現代人不僅不怕寒邪，還要「主動迎上去」。有些人在夏天開着冷氣，將溫度調得很低，覺得很舒服，其實寒邪已悄悄侵入，人就容易感冒，甚至誘發冠心病等。

1 把花椒

花椒是一種不錯的祛寒藥。花椒性溫，能夠祛除五臟六腑之寒，而且能通血脈、調關節。泡腳時加 1 把花椒（20~30 克），有很好的驅寒功效。

2 碗湯

南瓜山藥湯抗寒。南瓜、山藥都是溫性食物，經常喝能夠補益身體，抵抗寒氣對人體的侵擾。

酸辣湯驅寒。受寒引發的頭痛，可以喝酸辣湯。酸辣湯中有胡椒粉，可以開胃行氣。

3 個小動作

每天快走 30 分鐘。中醫認為「動則生陽」，每天快走 30 分鐘，能夠促進血液循環和新陳代謝，有助於改善手腳冰冷的毛病。

推揉腹部。小腹部最容易積聚寒氣，所以驅寒可從腹部入手，保持小腹溫暖，寒氣自然就會消除。

捶捶背。背部有很多經絡，經常捶背能夠舒筋活血，使身體暖起來。

黃牛肉賽黃芪

補氣好伴侶

黃牛肉是一味補氣的好食材。中醫認為，黃牛肉補氣，與黃芪同功。

黃牛肉能補脾胃、益氣血、強筋骨

中醫認為，黃牛肉有很好的補益作用，能補脾胃、益氣血、強筋骨。中氣不足、氣血兩虧、體虛久病、面色蒼白之人尤其適合多吃黃牛肉，平時有體虛乏力等氣虛症狀的人，也可以多吃黃牛肉。

但要注意的是，黃牛肉性偏熱，口舌生瘡、容易過敏的人最好慎食。

黃牛肉補氣，配搭有講究

黃牛肉與不同的食材配搭有不同的功效。

食療百科

牛肉山藥枸杞湯

健脾益氣

材料： 黃牛肉150克，山藥100克，蓮子15克，枸杞子、桂圓肉各10克。

調料： 蔥段、薑片、料酒、鹽各適量。

做法：

1. 黃牛肉洗淨，切塊，焯水撈出瀝乾；山藥洗淨，去皮，切塊；蓮子、枸杞子、桂圓肉洗去雜質備用。
2. 砂鍋內倒入清水，放入黃牛肉、蔥段、薑片，大火燒開，加入料酒，改小火燉2小時，放入山藥、蓮子、枸杞子、桂圓肉，小火燉30分鐘，加鹽調味即可。

補血養顏

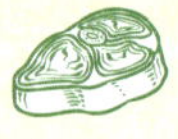

黃牛肉 + 番茄

改善腎虛

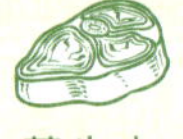
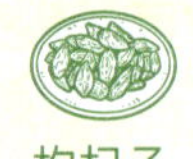
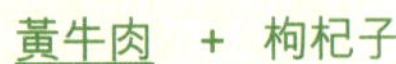

黃牛肉 + 枸杞子

補氣虛

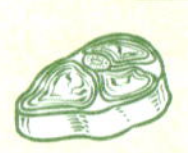
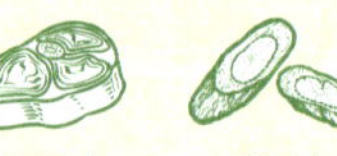

黃牛肉 + 黃芪

強健骨骼

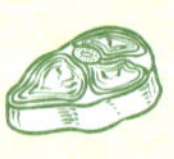
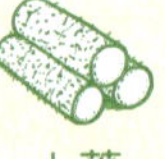

黃牛肉 + 山藥

五紅湯

好喝又養人的補血佳品

血虛的表現

- 頭暈
- 失眠
- 多夢
- 記憶力差
- 容易疲勞
- 抗寒、抗熱能力差

食療百科

五紅湯

滋陰補血

材料： 紅豆30克，紅皮花生20克，枸杞子15克，大棗10克，紅糖5克。

做法：
1. 大棗去核，洗淨；紅豆洗淨，充分浸泡；紅皮花生、枸杞子洗淨備用。
2. 砂鍋中加適量清水，將紅豆、紅皮花生、枸杞子、大棗、紅糖一起放入鍋中，大火煮沸後，轉小火煮30分鐘即可。

五種食材配搭出補血良方

對於中藥補血，讓一些朋友難以接受的就是味道苦，難以下嚥，通常不容易堅持服用。那麼，有沒有一款好喝而又有效的補血湯呢？答案是：有的，這款湯就是五紅湯。

五紅湯主要由五種食材組成：大棗、紅豆、紅皮花生、紅糖、枸杞子。

五紅湯之所以能夠補血，理論依據是五色入五臟，黃入脾、白入肺、黑入腎、青入肝、紅入心。心主血脈，只有心功能強大，周身的血脈才會通暢。這五種紅色食物能夠補充心臟陰血，就好比給汽車加滿油一樣。

常言道，一日三棗紅顏不老。大棗補脾又養心，最適合心脾兩虛的人吃。醫聖張仲景格外喜歡用大棗，常將大棗當作調理疾病的妙藥。紅豆有補心血的作用，同時又有瀉心火的功效。紅皮花生的作用是補腎健脾、補血，花生衣還可以止血，對各種出血有止血收澀作用。枸杞子可以滋補肝腎之陰。紅糖則是常用補血活血食材。

補元氣

首選氣海穴、關元穴

調理體虛引起的身體不適，如動不動就感到疲倦、稍微活動就揮汗如雨、常感覺氣短乏力等，可以找到身體自帶的「特效藥」——氣海穴、關元穴，經常推按穴位，能起到補氣效果。

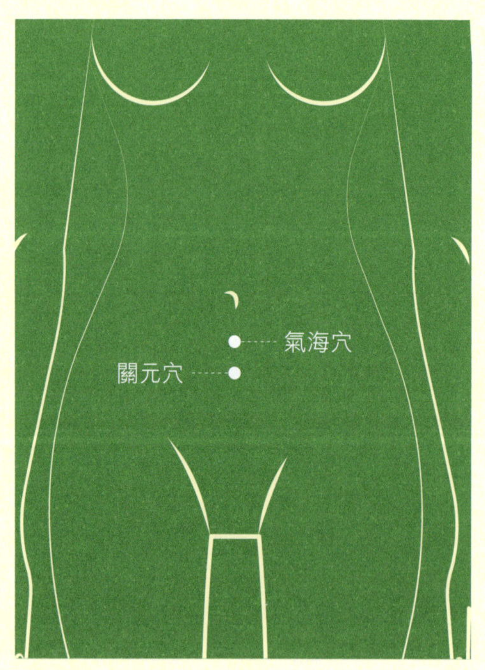

氣海穴

補氣要穴

古人說：「氣海一穴暖全身。」常按摩氣海穴，有溫陽益氣、益腎固精、強壯身體的作用。

關元穴

歷代醫家公認的強壯要穴

關元穴是任脈與足太陰脾經、足少陰腎經、足厥陰肝經的交會穴，為三焦元氣所發處，連系命門真陽，為陰中之陽穴。此穴可以補益全身元氣，延緩衰老。

推拿氣海穴、關元穴

補氣強身

快速取穴： 氣海穴位於下腹部，臍下 1.5 寸，前正中線上；關元穴位於下腹部，臍下 3 寸，前正中線上。

推拿方法： 用拇指或食指指腹分別按壓氣海穴、關元穴各 3~5 分鐘，動作要輕柔緩慢，推拿至有熱感即可。

主治功效： 溫陽益氣、益腎固精、強身健體。

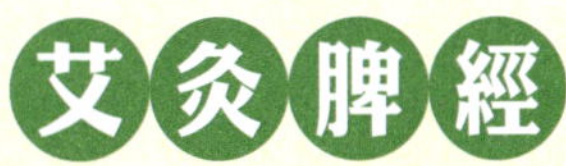

艾灸脾經

氣血足、膚色佳、消化好

現代人由於生活不規律以及要面對工作、生活的壓力，脾臟會受到不同程度的傷害，從而影響氣血運行。如果想要氣血足，就要養好脾，艾灸脾經是一個好方法。

隱白穴：足太陰脾經的井穴，於足大趾末節內側，距趾甲角 0.1 寸，有健脾和胃、益氣攝血、寧神定志的功效。

公孫穴：八脈交會穴，位於足內側緣，當第一蹠骨基底部的前下方，能健脾和胃、理氣化濕。

三陰交穴：三陰交穴是足太陰、足少陰、足厥陰經的交會穴，位於內踝尖上方 3 寸脛骨後，能健脾和胃、調補肝腎、行氣活血。

地機穴：足太陰脾經的郄穴，位於小腿內側，內踝尖與陰陵泉的連線上，陰陵泉下 3 寸，有健脾利濕、調補肝腎、理血固精的功效。

血海穴：位於大腿內側，膝關節內側端上 2 寸，肌肉隆起處，能理血調經、祛風除濕。

五臟六腑之血，全賴脾氣統攝

中醫認為，脾主生血統血。脾為後天之本、氣血生化之源。我們平時吃的食物都要通過脾運化成水穀精微，再經過氣化作用生成血液，供給身體所需。脾氣健運，血液充足；脾失健運，則血液虧虛，會出現頭暈眼花，以及面、唇、舌、甲淡白等血虛徵象。因此，要想身體健康，首先要健脾，脾旺則氣血足。

艾灸脾經可升陽理氣、補氣血

因為脾以升為和，而艾灸正好有升陽理氣的功效，所以想要健脾，可以艾灸脾經。為了方便操作，可選擇脾經在腿上的重點穴位隱白穴、公孫穴、三陰交穴、地機穴、血海穴來艾灸。

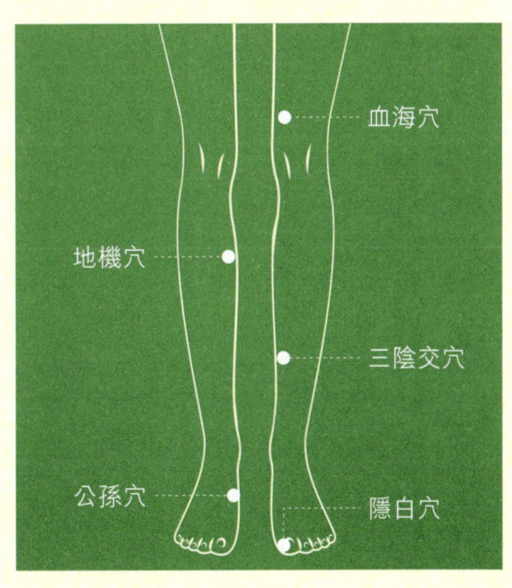

第四章

想長壽，調五臟養元氣是關鍵

腎為生命的發動機，腎不虛、精氣足、活百歲

腎為先天之本

腎好的人身體健康

腎為先天之本，腎中所藏精氣是人體生命活動的原始動力，腎精充足，則精力充沛；如果腎中精氣不足，人的精神和形體得不到充足的濡養，就容易神疲乏力。

腎藏精，主生長、發育與生殖

《黃帝內經》中說：「腎者主蟄，封藏之本，精之處也。」即腎是精所存在的地方，精在這裏並不單指精子，還包括精氣。精分為先天之精和後天之精。先天之精是從父母那裏遺傳來的，它有促進生長和繁殖後代的能力。後天之精來源於水穀精微，即是靠脾胃化生的營養物質所得，具有滋養臟腑的作用。

腎主納氣，腎好呼吸才順暢

腎主納氣，是指腎具有攝納肺吸入的清氣，防止呼吸表淺，保證體內外氣體的正常交換。腎氣充沛，人就呼吸均勻。中醫認為，許多老年人的頑固性哮喘，就是因為腎的納氣功能不佳，使得腎氣不固，因此調理應該以培補腎氣為主。

腎主水，負責人體水液代謝

腎主水，是指腎具有主持和調節人體水液代謝的功能。人體的水液代謝包括兩方面：一是將具有濡養、滋潤臟腑組織作用的津液輸布全身；二是將各臟腑組織代謝後的濁液排出體外。而水液代謝主要依賴腎氣化功能。一旦腎的水液代謝失常，人就會出現水腫、尿少或夜尿頻多等症狀。

腎虛惹禍

體弱易生病

人如果長期腎虛或腎氣不足，就會引起骨骼系統退化、造血功能不足、泌尿生殖系統疾病等。所以，腎虛是百病之源，補腎對於養生防病、抗衰防老非常重要。

腎虛 = 生命力下降

《黃帝內經》中說：「腎者，作強之官，伎巧出焉。」、「作強」是指動作強勁有力，腎氣是人體力量的來源。腎虛反映生命力下降，一個腎氣虛衰、精神萎靡的人很難有出類拔萃的表現。「伎巧」指精巧靈敏，人體肺主治節，脾主運化，心主神明，肝主謀慮，膀胱主氣化排泄，大小腸主傳導，皆賴於腎。一些高難度的技巧性工作的完成，與腎密切相關。

腎動力不足，常表現為神疲力衰、耐力不足、慾望減退、健忘失眠。男性腎動力不強，則會出現性功能下降，嚴重影響生活質量和幸福指數。

腎虛為虛證之本

隨着年齡的增長，腎的精氣衰退，會出現精神疲乏、面色晦暗、發脱枯悴、齒搖稀疏、耳鳴耳聾、尿頻尿多、性功能減退、骨軟無力等衰老現象。而當人體各臟腑發病時，都可出現腎虛的表現。據此，一般認為腎虛為虛證之本。比如，五更瀉又叫「腎瀉」，足見此病的發生與腎虛脱不了關係。一個人要將所吃的食物消化吸收，主要靠脾、胃、腎三者的密切配合。就好比熬一鍋粥，要用鍋、勺、火。胃好比鍋，脾好比勺，腎陽就像下面的火，三者配合才能把一鍋粥熬熟。倘若一個人腎虛了，脾胃的消化動力必然大大減弱，這時就可能發生五更瀉。

除此之外，頭暈目眩、心慌氣短、小便失禁、月經不調、畏寒肢冷、腰酸背痛、內踝腫痛、咳嗽哮喘等症都與腎氣虧虛有關。

腎好不好，看這 6 個標準

腎好，

骨骼健壯

腎有滋養骨骼和掌控骨骼生長的功能，如果腎精充足，人的骨骼就會得到很好的滋養，骨骼發育良好，骨頭堅固有力；如果腎精不足，骨骼就會失去滋養，容易骨質疏鬆。

腎好，

牙口好、吃飯香

《黃帝內經》認為「齒為骨之餘」，也就是說，牙齒與骨同出一源，都是由腎精所充養。那麼，腎的精氣是否充足，就關係到牙齒是否健康。腎氣旺盛、腎精充足，才能源源不斷化生骨髓，為牙齒提供充分營養，維持牙齒健康。

腎好，

記憶力好

腎生髓，而「腦為髓之海」，所以，如果腎精充足，大腦就能得到滋養，使人精力充沛，記憶力變強；而如果腎精不足，大腦就得不到充分滋養，就會出現頭暈、健忘、思維遲鈍等症狀。

腎好，

頭髮烏黑濃密

髮質的好壞與腎中精氣的充足與否關係也很大。《黃帝內經》中說：「腎者……其華在髮。」所以說如果腎精充足，頭髮就烏黑茂密；反之，頭髮就會稀疏乾枯，容易變白脫落。

腎好，

泌尿功能正常

腎主水，在水液代謝過程中有升清降濁的作用，如果腎功能失常，不能及時將水氣化，就會出現尿少、無尿或尿多、尿頻、尿失禁。

腎好，

皮膚有光澤

有些人皮膚很有光澤，有些人則暗淡無光。其實，皮膚的好壞就能反映出腎的好壞，腎好，皮膚就好。所以，如果皮膚變得晦暗，眼眶開始發黑，眼袋開始明顯，就要小心是不是腎虛了。

養腎特效穴位

關元穴、腎俞穴、命門穴

穴位按摩補腎，是簡單有效的方法。找到身體上的強腎穴，經常做做按摩，就有補腎強體的功效。

按揉關元穴

快速取穴： 在下腹部，前正中線上，臍下 3 寸。

按摩方法： 用拇指指腹按揉關元穴 50~100 次。

主治功效： 益腎壯陽，改善腎陽不足引起的四肢冰涼、腹部寒痛等。

按揉腎俞穴

快速取穴： 在腰部，第二腰椎棘突下，後正中線旁開 1.5 寸。

按摩方法： 用拇指指腹按揉腎俞穴 50~100 次。

主治功效： 補腎強身，可改善腎陽虛引起的腰腿疼痛。

按揉命門穴

快速取穴： 在腰部脊柱區，第二腰椎棘突下凹陷中。

按摩方法： 用拇指指腹按揉命門穴 50~100 次。

主治功效： 溫腎暖陽，可調理遺精、月經不調、四肢冰涼等。

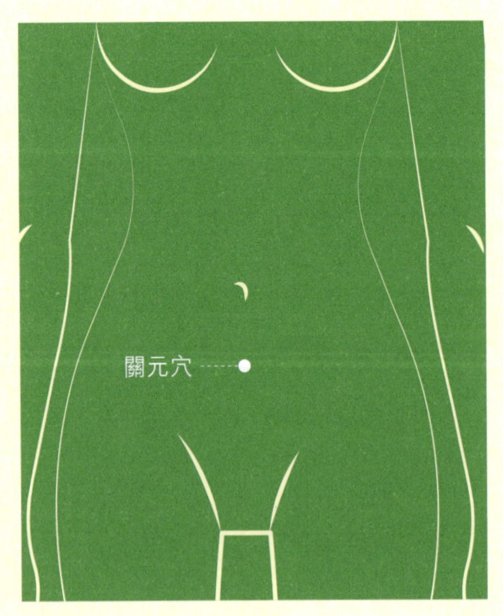

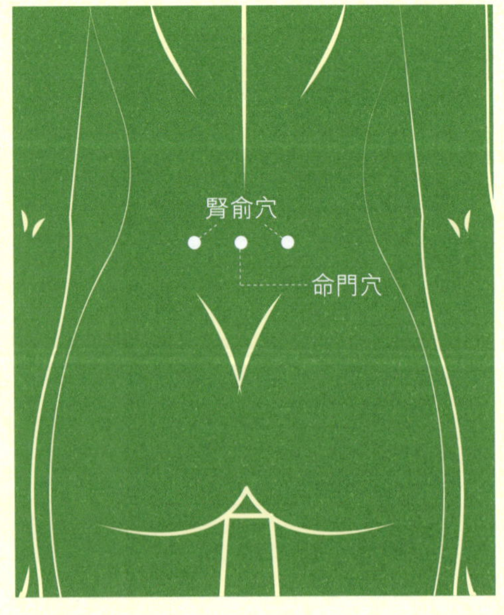

養腎補腎，
這樣吃最有效

通過食療的方式補腎，是簡單有效的方式。中醫認為，養腎補腎首選黑色食物，補充適量鹹味食物也對養腎有益處。

中醫補腎，首選黑色食物

中醫理論中有「五色入五臟」之說，也就是說，不同顏色的食物，養生保健的功效是不同的。綠色養肝，紅色補心，黃色益脾胃，白色潤肺，黑色補腎。

黑色食物	功效	補腎小妙方
黑豆	味甘，歸脾、腎經。中醫認為，黑豆有滋陰補腎、利尿消腫、烏鬚髮等功效，是強壯滋補的食品。黑豆還能活血解毒，軟化血管。需要注意一點，最好不要生吃黑豆，尤其是胃腸功能不好的人，容易脹氣。	對於老年人腎虛耳聾、小兒夜尿，可取適量豬肉和黑豆同煮，補腎固澀。
黑芝麻	黑芝麻性平、味甘，有補益精血、潤燥滑腸、活血脈、烏鬚髮的功效。適用於中老年人肝腎不足、精血虧虛所致的頭暈眼花、腰膝酸軟、鬚髮花白、腸燥便秘等症。	將黑芝麻放在鍋中翻炒至熟，磨成粉末，分別在早晨和睡前半小時用溫水沖調 15~20 克服用。
黑米	黑米既可以作為食物，又可以作為藥材。黑米可開胃益中、滑澀補精、健脾益肝、活血。腎虛、產後、病後體虛的人食用，有很好的滋補作用。	煮粥是食用黑米的好方式。在煮粥前，先將其在水中浸泡一會兒，這樣煮粥時，更容易使黑米變軟，營養更易吸收。

適當吃些鹹味食物能補腎

酸、苦、甘、辛、鹹五味與五行的配屬為：酸屬木，苦屬火，甘屬土，辛屬金，咸屬水。五臟之中，腎屬水，故鹹與腎同類相屬。五味中的鹹和五臟中的腎具有特殊的親和性，鹹味食物入腎，具有補腎的作用。

適當食用鹹味食物能補腎強腰、強壯骨骼，使身體充滿活力，但吃過多的鹹味食物也會傷腎。鹹味食物多性寒，經常食用寒性食物不但傷腎、降腎火，同時也損傷脾胃，所以食用鹹味食物要適量。

鹹味食物	功效	補腎小妙方
豬腎	豬腎有壯腰補腎的作用，適用於腎虛腰痛及患腎炎、腎盂腎炎後所出現的腰部酸痛。	枸杞子 10 克，豬腎一個（去內膜，切碎），大米 80 克，蔥、薑、鹽各少許，同煮成粥。適用於腎虛勞損，陰陽俱虧導致的腰脊疼痛、腰膝酸軟、頭暈耳鳴等。
海帶	海帶有利水退腫的作用，可用於腎衰竭、老年性水腫等。	海帶（泡發）200 克，牛尾 500 克，黑豆 60 克。桂圓肉 20 克，蔥、薑、鹽、料酒各適量。將牛尾洗淨，焯去血沫，海帶洗淨切塊，黑豆提前用清水浸泡半天。鍋內燒開水，放入牛尾、蔥、薑，開鍋去浮沫後加入料酒，煮到有香味時放入黑豆燉煮約 1 個半小時，加入海帶塊、桂圓肉略煮，熟後加鹽調味即可。
海參	海參具有補腎益精、除濕壯陽、養血潤燥、通便利尿等功效。	海參 20 克、豬瘦肉 100 克煮湯，加適量鹽、薑末調味服食。用於精血虛虧、消瘦乏力。
蝦	蝦具有補腎壯陽、化痰開胃的作用。	蝦仁 20 克、韭菜 100 克同炒熟，加適量鹽調味食用。可改善腎陽虛引起的四肢冰涼。

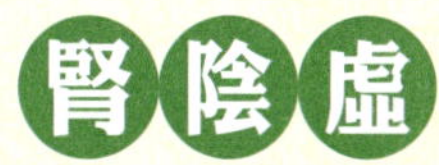

易上火失眠，喝黑芝麻蓮子羹

腎陰虛即腎的陰液不足，多由稟賦不足引起，或久病傷腎、房事過度、用腦過度等原因引起。另外，飲食過於溫燥也會導致腎陰虛。

腎陰虛的人共同特徵是容易上火、失眠

如果說陽是人體的火氣，陰就是人體的水分。陰虛就是體內的水少了，繼而表現為相對火旺，身體會出現熱的徵象，即所謂的「陰虛火旺」，所以陰虛的人容易上火。通常，腎陰虛的人被稱為「燥熱一族」，腎虛的同時伴有熱，如有的人動不動就愛發火，口燥咽乾，手心、腳心總是發熱，常常睡眠難安、喜歡做夢，這就是腎陰虛了。

養生小錦囊

陰虛火旺的人要做到不熬夜

中醫認為，子時（23:00 到次日 1:00）為人體陰陽交界時段，如果子時過後仍然不睡覺，就容易損陰耗津。避免陰虛火旺型失眠的有效方法是生活起居要規律，養成定時入睡、定時起床的習慣。

食療百科

黑芝麻蓮子羹
滋陰、助睡眠

材料： 黑芝麻 15 克，蓮子 20 克，冰糖 5 克。

做法：
1. 黑芝麻炒香研成細末；蓮子洗淨。
2. 鍋內加適量水，放入蓮子、冰糖，大火燒開後，改小火煎熬 1 小時。
3. 加入黑芝麻末，拌勻即可。

用法： 每日早晚各服用一小碗。

腎陰虛的調理重點在於滋陰降火

調理腎陰虛，需要補腎陰，即增加機體內的水分，中醫稱為「滋補腎陰」。平時要適當攝入一些湯羹，有滋陰、補液、養血等功效。

改善腎陰虛引起的上火、失眠，可以喝黑芝麻蓮子羹調理，蓮子可滋陰安神，黑芝麻滋補肝腎，一起煮成湯羹，滋陰清火的功效更好。

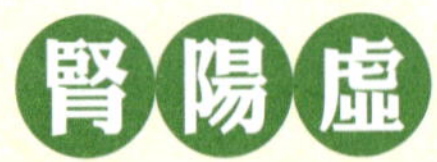

腎陽虛

四肢冰涼，山藥大棗粥溫暖身體

腎陽虛是指腎陽氣衰弱。陽氣就是人體的火力，是維持體溫、抵抗外界寒冷的動力。年輕力壯的人身體強壯，抗寒能力強，是因為火力旺，即腎陽旺盛。而腎陽虛就是人體的火力不足，腎陽虛大多是由陽虛或年老腎虧，久病傷腎所致；另外，房勞過度、下元虧損也是常見的病因。

「寒」是腎陽虛的主要表現

寒傷陽，腎陽虛的人症狀表現多且複雜，但是這些表現共同的特徵就是怕冷，所以將腎陽虛的人稱為「寒冷一族」。

調理腎陽虛 宜吃溫熱性質的食物

中醫認為，改變腎陽虛的體質，要用溫補腎陽的方法來調理。平時可以多吃一些溫性、熱性的食物，如韭菜、羊肉、核桃、鱔魚、大棗、栗子等，通過這些食物補充人體的陽氣。

食療百科

山藥大棗粥

溫補腎陽、暖體散寒

材料：糯米80克，山藥50克，花生米30克，大棗6個，冰糖3克。

做法：
1. 糯米洗淨，用水浸泡30分鐘；山藥洗淨，去皮，切塊；花生米洗淨；大棗洗淨，去核。
2. 鍋內加適量清水燒開，加入糯米、花生米、大棗，大火煮開後轉小火。
3. 待粥七成熟，倒入山藥塊繼續熬至米爛粥熟，加冰糖小火煮5分鐘，至冰糖化開即可。

養生小錦囊

腎陽虛的人要少吃或不吃生冷冰凍食物

腎陽虛之人，要盡量避免吃生冷食物，比如冷飲、雪糕、黃瓜、絲瓜、芹菜、竹筍、西瓜、雪梨、甘蔗、枇杷等。食用這些食物一要量少，二要溫吃，三可放溫熱性調料調味。

脾是人體的「糧倉」，脾好消化好、少生病

脾為氣血生化之源，脾好氣血足

脾是氣血生化之源，元氣之本。人體一切生命活動和臟腑功能均依靠氣血的供應，而脾乃「氣血陰陽之根蒂」，產生氣血之源泉。

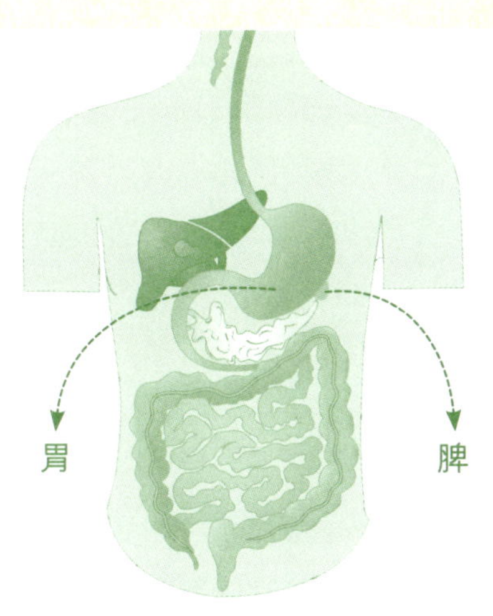

脾和胃是一對好鄰居

健脾是養生之本

脾為「後天之本」，故脾的強弱是決定人之壽夭的重要因素。脾為人體氣血生化之源，脾不好，吃到肚子裏的食物就不能轉化為氣血輸送到全身各處，各個臟器的功能就不能正常運轉。可見，脾強盛是人體健康長壽的基礎。

脾是身體的軸心

中醫將脾稱為身體的基礎和軸心。脾之所以是生命健康的軸心力量，主要是因為人體的生命活動有賴於脾輸送的營養物質。脾出現了問題，不但影響食慾、睡眠、情緒，時間長了，還會引起器質性疾病。相反，脾健運，能讓身體氣血充盈，保證各個器官有條不紊地工作。

在中醫理論中，脾屬土，有「脾土」之稱。土地孕育萬物，供應人類，人類離開了它，便無法生存，同樣的，脾沒養好，人就失去了健康和長壽的基礎。

脾虛的6大症狀

檢查一下你有沒有

如何判斷自己是否脾虛呢？通常來說，可根據下面六點來判斷。

① 面色萎黃憔悴

中國人本身就是黃皮膚，但如果這種黃就像風乾的橘皮，便屬不正常的顏色。中醫認為，面色發黃是體內濕熱的表現，如果同時伴有臉色晦暗則為寒濕的表現。面色萎黃，多為脾虛的徵兆。

② 食慾不佳

當脾臟出現問題，往往會影響胃的功能，出現脾胃虛寒、吃飯不香等現象。

③ 頭髮乾枯發黃

這說明氣血不足，脾胃虛弱，不能營養頭髮，可能處於一種緩慢的體能透支狀態。如果頭髮不僅乾枯發黃，還稀疏、易脫，這說明腎功能在下降。

④ 氣短胸悶

脾為肺之母，一旦脾虛，肺金失養，就容易出現氣短胸悶、痰多、喉嚨不爽等情況。

⑤ 乏力失眠

脾虛會造成人體吸收的營養減少，人體會出現精神不振、肢體倦怠等症狀，繼而影響晚上的睡眠質量。

⑥ 腹脹

脾功能變弱，消化和吸收能力也會自然減弱，易出現腹脹及大便不成形的情況。

養脾特效穴位

天樞穴、脾俞穴、胃俞穴

中醫認為，肺與大腸相表裏，肺主氣，具有宣發肅降的作用，大腸的傳導氣化依賴於肺氣的推動及宣降。按揉天樞穴可補肺氣、調脾胃；按壓脾俞穴、胃俞穴可以健脾胃。

按揉天樞穴

快速取穴： 在腹部，橫平臍中，前正中線旁開 2 寸。

按摩方法： 用拇指指腹按揉天樞穴 50~100 次。

主治功效： 健脾益胃，可緩解消化不良、噁心嘔吐、腹瀉、腹痛等症。

按壓脾俞穴

快速取穴： 在背部，第十一胸椎棘突下，後正中線旁開 1.5 寸。

按摩方法： 用拇指指腹按壓脾俞穴 50～100 次。

主治功效： 強健脾胃，調理厭食、積食症狀。

按壓胃俞穴

快速取穴： 在背部，第十二胸椎棘突下，後正中線旁開 1.5 寸。

按摩方法： 用拇指指腹按壓胃俞穴 50~100 次。

主治功效： 和胃降逆、健脾助運，調理胃痛、腹瀉等症。

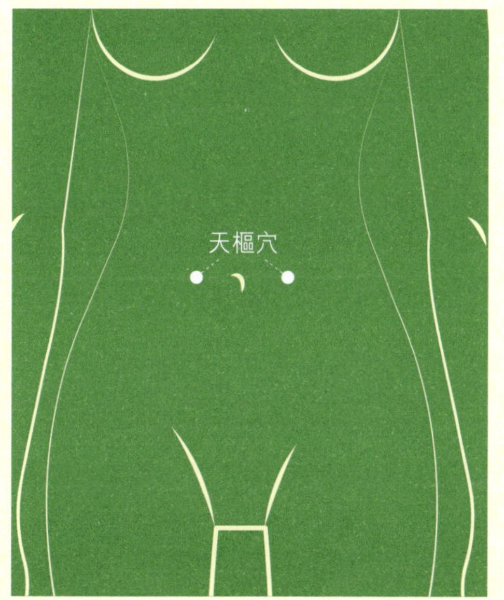

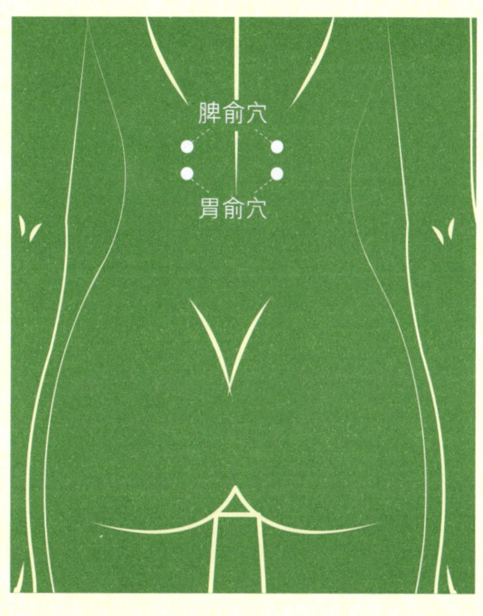

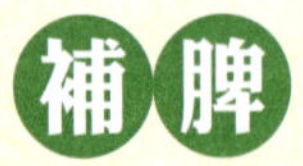

首選黃色、甘味食物

五色中黃色入脾，甘入脾，常食具有滋養、補脾、緩急的作用。

脾胃不好，多吃黃色食物

從中醫學的角度來說，黃色食物對應五行為土，入脾，能加強脾臟之氣。黃色食物如南瓜、粟米、胡蘿蔔、大豆、土豆等，常食對脾胃大有裨益。

從營養學的角度講，黃色食物中胡蘿蔔素和膳食纖維含量均比較豐富。前者有助於保護腸道，減少胃炎、胃潰瘍等疾患的發生；後者可刺激腸蠕動，加速糞便排泄，調理便秘。

甘入脾，養脾宜食「甘」

中醫認為甘入脾，所以養脾宜食甘味食物。但要注意，這裏所說的甘味，不僅僅指甜味，還包括淡味，如大米、小米、白麵等就屬淡味。甘味食物具有滋養、幫助脾運化的作用。絲瓜、蘋果、栗子、大棗等均屬甘味食物，在日常生活中不妨適當食用。

養生小錦囊

軟、熱、少對脾好
硬、冷、多脾易傷

常言說得好，「軟、熱、少對脾好，硬、冷、多脾易傷」，要想脾胃不受傷，適當攝入溫熱、軟爛食物很有必要。有不少人一年四季都愛喝冷飲、愛吃各種各樣的零食等，這都會對脾胃帶來不良影響。

對於體質虛寒的人來說，多喝熱湯和熱粥是增強抗寒能力的好方法。蓮子粥、枸杞子粥、八寶粥、大棗山藥粥、五色粥等有健脾胃功效；山藥排骨湯、杜仲烏雞湯等有滋養臟腑、平補滋陰的功效，適合怕冷的人在冬天食用。

養出好脾胃

小米建議煮法

小米是健脾養胃的佳品。小米應該怎樣吃更有利於健脾養胃呢？

食療百科

小米南瓜粥

養脾暖胃、防腹瀉

材料：南瓜150克，小米50克，雞蛋1隻。

做法：1. 小米淘洗乾淨；雞蛋洗淨放入清水鍋中煮熟，撈出去殼，壓成泥；南瓜洗淨去皮，切片，入蒸鍋蒸熟，用勺子按壓成泥。

2. 將準備好的小米、雞蛋泥、南瓜泥一起放入鍋中，加適量清水煮粥，大火煮沸後，轉小火煮15分鐘即可。

食療百科

小米山藥粥

健脾胃、助消化

材料：小米、山藥各100克，大棗10克。

做法：1. 小米洗淨；山藥洗淨，去皮，切塊；大棗洗淨，去核。

2. 將上述食材一起放入鍋中煮粥，大火煮開後，轉小火煮30分鐘即可。

食療百科

小米紅豆粥

健脾除濕

材料：小米60克，紅豆30克，花生米20克。

做法：1. 紅豆洗淨，浸泡1小時；小米、花生米洗淨。

2. 將上述食材一起放入鍋中煮粥，大火煮開後，轉小火煮1小時即可。

肺主一身之氣，肺好呼吸暢、壽命長

肺好呼吸暢 肺是人體的「丞相」

中醫對肺有個比喻，叫作「華蓋」。蓋，即傘；所謂「華蓋」，原指古代帝王的車蓋。由此可見，在人體五臟中，肺的位置最高，猶如傘蓋保護位居其下的臟腑，抵禦外邪。其實肺又稱為「水之上源」，由脾運化的精氣，必須先輸送到肺，肺再將津液像雨露一樣輸布全身，才能薰蒸肌膚，充盈五臟，潤澤皮毛。

肺主氣，司呼吸，是生命的基礎

中醫認為肺主氣、司呼吸。肺就像人體的中央冷氣，是氣體出入、清濁交換的主要場所，有吐故納新的作用。肺所負責的氣體交換，是一切生命活動的基礎。

肺是治理百脈氣血的「丞相」

《黃帝內經》中說「肺者，相傅之官，治節出焉。」。治節就是治理、調節的意思，這句話意思是說肺像丞相一樣，輔助君主（心臟）治理、調節全身氣、血、津液以及五臟六腑。肺這個「丞相」治理有方，人的五臟六腑才會「各司其職」，生長發育正常，不易被外邪侵犯。如果肺虛，則「丞相」治節無能，五臟六腑就會各自為政，身體變得一團糟。

肺主皮毛，抵禦外邪

皮毛指一身之表，包括皮膚、汗孔、毛髮等，是抵抗外邪的屏障。肺氣充足的人，肌膚潤澤，肌表固密，毛孔開合正常，體溫調節能力強，抵抗外邪的能力強，不易生病。肺虛的人，不僅易被外邪侵犯而時常生病，還會頭髮乾枯、皮膚乾燥。

肺有四怕

怕寒、怕燥、怕熱、怕髒

《黃帝內經》說：「肺者，氣之本。」肺時刻不停地呼吸，才能維持人的生命活動。可是日常生活中，肺也有自已最怕的「敵人」，只有知已知彼，才能高效護肺。

肺怕寒：提防感冒和慢性鼻炎

肺位於胸腔，通過氣管與喉、鼻相連。寒邪最容易經口鼻犯肺，使肺氣不得發散，津液凝結，從而誘發感冒等呼吸道疾病。反反覆覆感冒可使人體免疫力下降，或引發慢性鼻炎。

【溫肺禦寒推薦食材】

生薑：發汗解表，溫中散寒，溫肺化痰

紅糖：溫中暖胃

核桃：溫肺定喘，補腎固精

肺怕熱：提防咳喘

肺受熱後容易出現咳、喘（氣管炎、肺炎）、發熱等症狀。如果肺胃熱盛，還可能導致面部長痤瘡、酒糟鼻等。

【清肺禦寒推薦食材】

冬瓜：發潤肺清熱，止咳化痰

蓮藕：除熱清肺，輔治肺熱咳嗽

鴨蛋：清肺火

肺怕燥：提防乾咳無痰、皮膚乾裂

肺在五行中屬金，與秋氣相通。秋天氣候乾燥，容易耗傷津液，所以秋季常見口鼻乾燥、乾咳無痰、皮膚乾裂等。秋季養生應固護肺陰，少吃辛辣之品，以免加重秋燥對人體的傷害。

【滋陰潤燥推薦食材】

生薑：滋陰潤肺，止咳

甘蔗：清肺潤喉，緩解咽喉腫痛

梨：潤肺，止咳，化痰

肺怕髒：提防肺「中毒」

肺對環境的要求很高，清新的空氣是它的最愛。在空氣污染嚴重的環境待太長時間，肺就會提出抗議，甚至「中毒」，表現為皮膚晦暗、便秘。

【清肺毒推薦食材】

白蘿蔔：抗霾排毒

木耳：養肺氣，清肺毒

白色和辛味食物是肺的最愛

中醫學認為，「五色養五臟」，白色入肺，所以多吃白色食物可以調養肺臟；在五味當中，辛味與肺相對應，辛味食物可以宣發肺氣，肺虛的人可以多吃一些辛味食物。

養生小錦囊

肺為嬌臟，要嬌養

五臟之中，肺最嬌嫩。對於肺一定要溫和對待，日常飲食應以平性及偏溫的食物為主，如銀耳、百合、白蘿蔔等，這些食物能夠宣肺化痰、疏通經絡，利於肺臟保健。

白色食物讓你呼吸順暢

五行中，白屬金，入肺，偏重於益氣行氣。按照中醫「肺為水之上源」、「肺與大腸相表裏」，以及五行中火能剋金、金可耗火的理論，白色食物特別是白色蔬果，大多具有清熱利水、潤腸通便、化痰等功效。

優選補肺食物：白蘿蔔和梨

俗語有云：「十月蘿蔔小人參」。中醫認為，白蘿蔔性涼，味辛、甘，入肺、胃經，具有健胃消食、順氣化咳、潤燥生津等功效，尤其適合肺熱的人。

梨性寒，味甘，微酸，入肺、胃經，有生津解渴、潤肺去燥、止咳化痰、利咽生津等功效。民間稱梨「生者清六腑之熱，熟者滋五臟之陰」，因此，梨榨汁生吃能清熱瀉火，調理咽喉疼痛、便秘尿赤等症。

辛味食物可養肺

中醫認為辛入肺，辛味食物可以養肺。很多人認為辛就是辣，其實在中醫眼裏，除了辣，腥膻、味沖的食物都算「辛」，如羊肉、大蔥、韭菜等。秋天，肺氣虛的人可多吃點辛味的食物，以增強肺氣。辛味食物能刺激胃腸蠕動，增加消化液的分泌，並可促進血液循環、祛風散寒、舒筋活血。

養肺特效穴位

列缺穴、太淵穴、肺俞穴

養肺比較簡單的方法，就是找到身體上的特效穴位，經常按按捏捏，有助於養肺強體，調節免疫力。

按揉列缺穴

快速取穴：兩手虎口相交，一手食指壓在另一手橈骨莖突上，食指指尖到達處即是。

按摩方法：每天用拇指指腹按揉列缺穴，每次 1~3 分鐘。

主治功效：清熱散風、通絡止痛，可緩解風熱感冒引起的頭痛。

掐按太淵穴

快速取穴：在腕掌側橫紋橈側，動脈橈側（靠拇指的一側）凹陷處就是太淵穴。

按摩方法：用拇指指腹掐按太淵穴 1~3 分鐘，以有酸脹感為度。

主治功效：有強壯肺臟、抑制肺氣上逆的功效，從而起到止咳養肺作用。

點壓肺俞穴

快速取穴：在背部，當第三胸椎棘突下，旁開 1.5 寸處。

按摩方法：食指、中指併攏，點壓肺俞穴 10~15 分鐘，每日 1 次。

主治功效：可宣肺理氣、止咳平喘、補虛益損、清退虛熱，適合咳嗽、氣喘、胸悶等症。

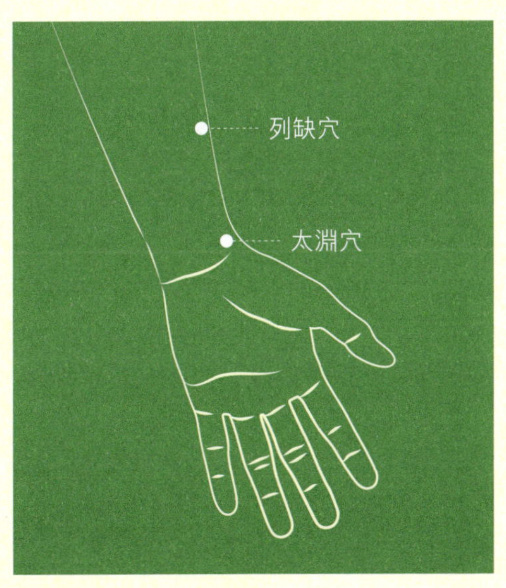

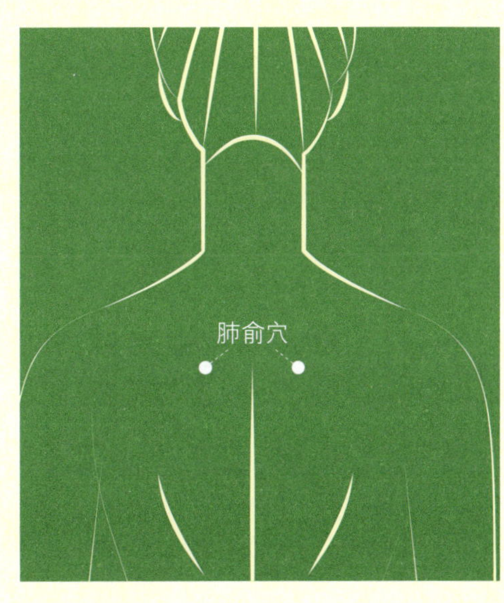

補肺氣

茯苓山藥二米粥防咳嗽

肺氣的強弱決定着正氣的盛衰，因此，中醫認為「正氣存內，邪不可乾」，肺氣是正氣的主要力量，肺氣充足的人，感冒和咳嗽不會打擾，所以防咳嗽的關鍵是補肺氣。

面色發白的人，要好好調養自己的肺臟

肺氣一旦不足，五臟六腑的功能也會受阻礙，從而影響身體健康。中醫學認為，白色與肺在五行同屬金，所以面色發白、氣短無力的人，要好好調養自己的肺臟。在飲食調養方面，補肺的食物首選白色食物，如銀耳、茯苓、山藥等。

茯苓 + 山藥，健脾補肺好幫手

山藥性平，味甘，歸肺、脾、腎經，可健脾、補肺、固腎、益精，有助於改善脾肺不足引起的咳喘。山藥與茯苓配搭煮粥，可以強健脾肺，調理脾虛引起的咳嗽。

食療百科

茯苓山藥二米粥

健脾益肺、改善脾虛咳嗽

材料： 茯苓 15 克，山藥、小米、大米各 30 克。

做法：
1. 山藥洗淨，去皮，焙乾，與茯苓一同研成細粉；小米、大米洗淨，大米用水浸泡 30 分鐘。
2. 鍋內加清水燒開，加小米、大米、茯苓粉、山藥粉，熬煮至米爛粥熟即可。

用法： 早晚飲用，每週飲用 2~3 次。

中藥小檔案

藥名：茯苓
性味：性平，味甘、淡
歸經：歸心、肺、脾、腎經
功效：利水滲濕、健脾化痰、寧心安神

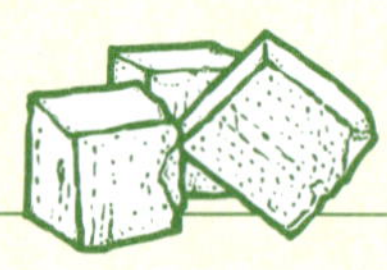

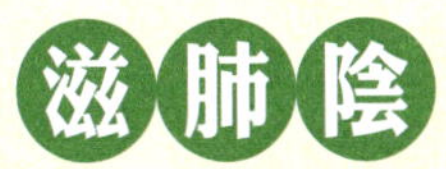

滋肺陰

三寶粥防秋燥

肺臟最怕燥邪。秋天氣候比較乾燥，人經常感覺皮膚發乾、嗓子發乾，這其實就是燥邪傷肺的表現。預防燥邪傷肺，首先在飲食上要少吃辛辣食物，減少身體裏的火氣；另外要選擇滋陰潤燥的食物來養肺。

秋季潤燥，首選白色食材

在秋季，吃得過於辛辣、油膩容易上火，此時，可以針對性地選擇潤燥的食物以滋陰祛火。潤燥食物多是白色的，如蓮子、銀耳、梨、百合、白蘿蔔等，配搭煮粥時可交叉選擇，不僅清肺潤燥效果好，而且甘甜滋味佳。

秋季潤燥「養肺三寶」：糯米、銀耳、蓮子

秋季潤燥養肺，有三種食物可以選擇，分別是糯米、銀耳、蓮子。糯米有補養肺氣的功效，可改善多汗、血虛、脾虛、體虛等；銀耳有滋陰、潤肺、益氣、強心等功效；帶心蓮子能清心火、安心神。將這三種食物熬成粥食用，滋養潤燥的效果更好。

食療百科

三寶粥

除燥、潤肺、清火

材料： 糯米100克，蓮子20克，乾銀耳10克，大棗3~4個，冰糖適量。

做法：

1. 將蓮子、大棗、乾銀耳泡發，洗淨；銀耳去蒂，撕成小片備用；糯米用清水淘洗兩遍，瀝乾備用。
2. 在砂鍋中加適量水，放入蓮子、銀耳，開中火熬煮，水沸後再加入糯米，並用勺子不斷攪拌，防止粘鍋。
3. 撇去浮沫後蓋上蓋子，加入大棗轉小火熬煮20分鐘左右，加冰糖調味即可。

中藥小檔案

藥名：蓮子
性味：性平，味甘、澀
歸經：歸脾、腎、心經
功效：養心安神、益腎固澀、健脾止瀉

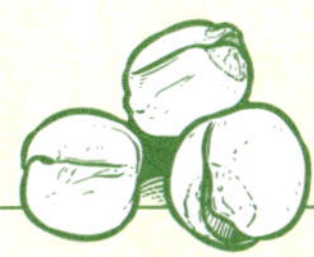

心是身體的君主，養好心神年輕體健

心主神明 心不藏神人就老得快

人們經常說某個人「心大」，就是說這個人心裏沒負擔，不愛計較。這樣的人總是笑呵呵的，精神狀態好。這是因為人的精神活動由心掌管。

心者，神之舍

許多人不理解，為甚麼中醫要將心放到那麼高的地位？其實這在《黃帝內經》中已經說得很清楚了，「心者，神之舍也」。意思就是人的精神、思維、意識、情緒、語言、表情等各種複雜的心理活動，以及身體的感覺、運動、定位、反應等一系列神經功能都與心密不可分。

心神安寧，人精神、心情好

中醫認為，神明所居之地是心，神明從心出發，調控體內臟腑、經絡、氣血、津液；若心平氣和、心血滋潤，人的精神、思維、意識、神經活動就正常，身體安康；若心氣浮躁、血不養心、神明不安，人的精神、思維、意識、神經活動就會紊亂，甚至誘發疾病。

心氣不足的表現

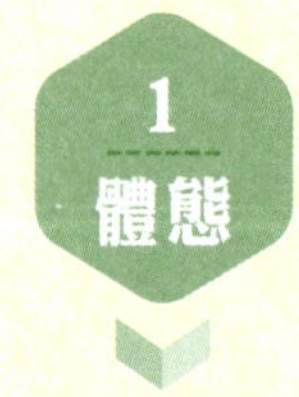

氣虛體質的人一般偏胖，但胖而不實，皮膚鬆軟。

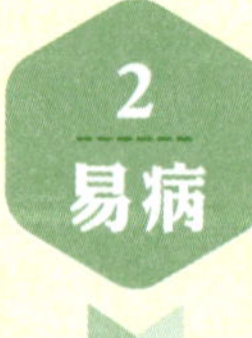

心氣虛的人容易感冒，這是因為氣不足以固表，容易外感風寒，也容易動不動就大汗淋漓。

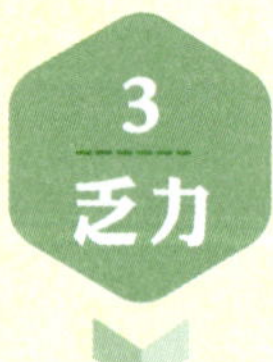

心氣虛的人很容易乏力，經常頭暈頭痛、心慌氣短，稍微乾點活就疲倦乏力。

紅色和苦味食物

可養心神、降心火

中醫認為心為君主之官，五行屬火，比較偏好苦味和紅色的食物。

要養心，紅色食物最適合

從陰陽五行來説，心主血，血是構成人體和維持生命活動的基本物質。紅為火，入心，所以要養心，紅色食物最適合，可以益氣補血。

紅色食物	功效
大棗	補益心血，調節免疫力
番茄	果清熱生津，保護心血管
蘋果	生津止渴，清熱除煩
山楂	活血散瘀，養護心肌
紅豆	補心血，養心神

苦味食物利於降心火

大多苦味食物性寒、味苦，有清熱瀉火、止咳平喘等作用，具有除邪熱、清心明目、益氣提神等功效，所以味苦的食物有利於降心火。

苦味食物一般性寒，容易傷胃，所以脾胃虛寒和心陽不足的人不宜吃太多，否則會使身體更寒涼。

苦味食物	功效
苦瓜	清心明目，清熱解毒
蓮子心	清心安神，補腎固澀
萵筍	清熱利尿，除煩止渴

養心特效穴位

神門穴、勞宮穴、郄門穴

日常養心有一個既簡單又省錢的方法，就是找准特效穴位，每天做做按摩，就能起到養心安神的效果。

按揉神門穴

快速取穴： 位於手腕內側（掌心一側），腕掌側遠端橫紋尺側端，腕屈肌腱的橈側凹陷處。

按摩方法： 用拇指指腹按揉神門穴，每次按揉 50~100 次。

主治功效： 寧心安神的功效，可用於心慌、脅痛、自汗、盜汗、失眠、健忘等。

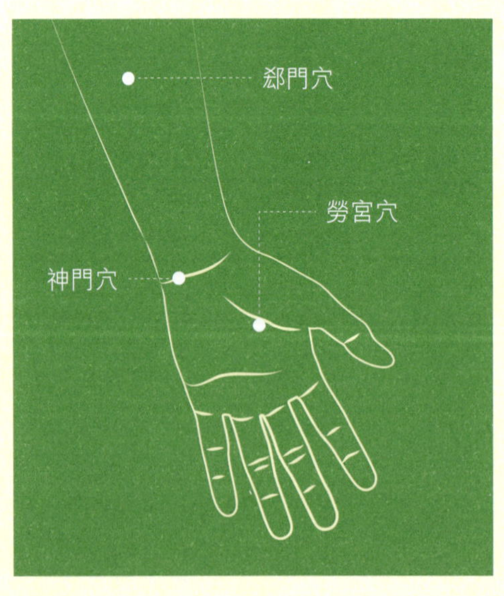

按壓勞宮穴

快速取穴： 在手掌心的凹陷處，第二、第三掌骨之間偏於第三掌骨，握拳時中指尖所指處即是。

按摩方法： 可用雙手拇指相互按壓對側的勞宮穴，各按壓 50~100 次。

主治功效： 勞宮穴可清心胃之火，對於心火內盛、胃火旺盛、濁氣上攻所致病症，按壓勞宮穴可清瀉火熱、開竅醒神。

按揉郄門穴

快速取穴： 在前臂掌側，當曲澤穴與大陵穴的連線上，腕橫紋上 5 寸。

按摩方法： 用食指指腹按揉郄門穴，每天按揉 50~100 次。

主治功效： 具有寧心安神、理氣、活血的功效。主治心胸部疼痛、心悸等。

天麻魚頭湯

養心健腦效果好

中醫認為，腦和心是相互關聯的，二者任何一方出了問題，都會影響另一方，這就是人們常說的「心腦相通」。

食療百科

天麻魚頭湯
調節心腦功能

材料： 胖頭魚魚頭 800 克，蝦仁、雞肉各 50 克，鮮香菇 35 克，天麻片 5 克。

調料： 蔥段、薑片、鹽、胡椒粉各適量。

做法：
1. 魚頭洗淨；香菇洗淨，去蒂，切片；蝦仁洗淨；雞肉洗淨，切片。
2. 鍋內倒適量油燒熱，放魚頭煎片刻，加香菇片、雞肉片略炒，倒入適量清水，加入天麻片、蔥段、薑片，小火煮 20 分鐘，放入蝦仁煮熟，加鹽、胡椒粉調味即可。

心腦相通，心通則腦明

中醫的心，不單指心臟。心屬火，主神明，有關思維、認知的這些功能都歸心。在具體器官上，腦有思維的功能，中醫認為，腦也隸屬於「心」的管轄。「腎主骨生髓，腦為髓海」，腦需要腎精的滋養，而腎屬水，腎水靠心火的引導才能上達腦部，滋養腦部。

經常用腦的人該吃甚麼

經常用腦且因受風而頭暈、頭痛的人可以多吃一些補腦食物，如魚頭湯。魚頭可以提供優質蛋白和鈣，魚頭所含的脂肪酸多為不飽和脂肪酸，有助於保護血管。天麻魚頭湯具有益腦醒神、助眠的功效，能緩解失眠。

中藥小檔案

藥名：天麻
性味：性平，味甘
歸經：歸肝經
功效：息風止痛、平抑肝陽、祛風活絡

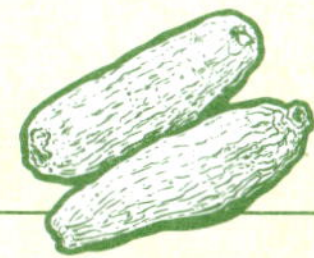

肝好排毒暢、氣血足

肝好身體好

是人體的「大將軍」

《黃帝內經·素問》中提到：「肝者，將軍之官，謀慮出焉。」中醫認為，肝與人的精神情志、消化吸收、氣血運行、水液代謝等息息相關，所以稱其為「將軍之官」。

養生小錦囊

肝病是很多疾病的起點

肝為「五臟之賊」，如果肝臟有病變，會連累其他臟腑。肝病了，往往會傳到脾，脾病會傳到腎，腎病會傳到心，心病會傳到肺。因此，「百病從肝治」。

肝主疏泄

中醫認為，肝主疏泄，有調暢氣機的作用，可以使全身各臟腑的氣機升降出入平衡。肝氣升發正常，人多表現為精神愉快、心情舒暢、思維靈敏。若肝失疏泄，則可能導致人的精神情志活動異常，比如鬱鬱寡歡、多愁善感等。肝還疏泄水穀精微，指肝把攝入的營養物質傳輸到全身。

肝藏血

《黃帝內經》有「臥則血歸於肝」之說。當人活動的時候，血流量增加，肝臟就排出儲藏的血液，以供人體活動的需要；當人在休息和睡眠時，需要的血液量減少，多餘的血液則儲藏於肝臟。

肝主筋膜

肝血充足則肢體的筋和筋膜能得到充分濡養，肢體關節活動靈活，強健有力；如果肝血虛衰虧損，不能供給筋和筋膜充足的營養，那麼活動能力就會減退，易疲憊。

綠色和酸味食物

讓你的肝活力滿滿

中醫認為綠色、酸味食物是養肝的佳品。常吃這兩類食物，有助於養肝血、清肝火。

青色食物對肝的好處

按照中醫養生五行理論，肝主綠色。因此，吃綠色食物有助於養肝，每天吃一些綠色蔬菜就可輕鬆達到養肝的目的。多吃綠色蔬菜不僅可以補血養肝，而且能潤燥疏肝，是理想的調養食物。

薺菜就是一種很好的養肝食物，有清肝去火的作用。自古以來，中國民間就很推崇薺菜的食療功效，有「三月三，薺菜賽仙丹」的說法。

除了薺菜，空心菜、菠菜、蓧麥菜等也是理想的養肝食物。空心菜能利尿養肝、解毒涼血；蓧麥菜能滋陰平肝、潤燥降脂，屬低熱量、高營養蔬菜；菠菜能滋陰平肝、補血養血，對於因肝血不足而導致的雙目乾澀、視力下降有良好的調理作用。

除綠色蔬菜，其他綠色食物對養肝也有幫助。比如綠豆有助於去肝火，所以綠豆湯很適合肝火旺的人飲用。還有些人經常熬夜導致雙目紅腫，這種情形可以喝綠豆湯，調理效果也很好。

酸味食物對肝的好處

除了綠色食物外，酸味食物也有護肝的功效。中醫認為，五味中的酸有收斂作用，適當吃酸可以養肝陰、疏肝解鬱。現代臨床研究發現，酸味食物有增強人體消化功能、保護肝臟、降血壓的功效。宜經常選用的酸味食物有烏梅、石榴、山楂、橙子等。因為辛甘可助陽生火，所以肝火旺盛的人要盡量避免食用油炸、辛辣、肥甘厚味、濕膩的食物；而酸甘可以化陰生津，平時可以食用一些既酸又稍帶甜味的食物，如番茄、草莓、烏梅等，可以化津生液、補陰血、退虛火。

養肝特效穴位

太沖穴、肝俞穴、三陰交穴

養肝簡單有效的方法就是，找到身體上的穴位，經常做做按摩，就能收到不錯的養肝效果。

按揉太沖穴

快速取穴：本穴位於足背，第一、二蹠骨結合部的前下凹陷處。

按摩方法：用拇指指腹按揉太沖穴50~100次。

主治功效：太沖穴有平肝調肝、潛陽息風、理氣調血、清利下焦的作用，主治肝病。常用於調理頭痛、目赤、高血壓、遺尿、月經不調、下肢麻痹、腳腫、嘔吐、中風等症。

按揉肝俞穴

快速取穴：在背部，第九胸椎棘突下，後正中線旁開1.5寸。

按摩方法：用拇指指腹按揉肝俞穴50~100次。

主治功效：肝開竅於目，本穴有瀉肝火、補肝血、清肝明目、消腫止痛的功效，主治目赤、目視不明、迎風流淚、夜盲等。

掐按三陰交穴

快速取穴：在小腿內側，內踝尖上3寸，脛骨內側面後緣處。

按摩方法：用拇指掐按三陰交穴50~100次。

主治功效：為肝、脾、腎三者經脈交匯處，經常按揉此穴可益氣健脾、調補肝腎。

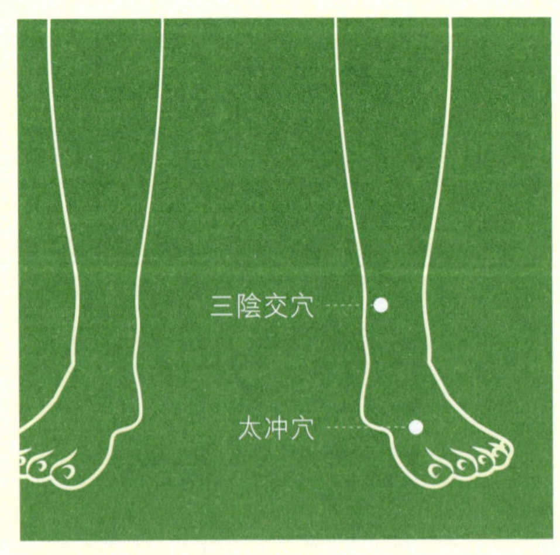

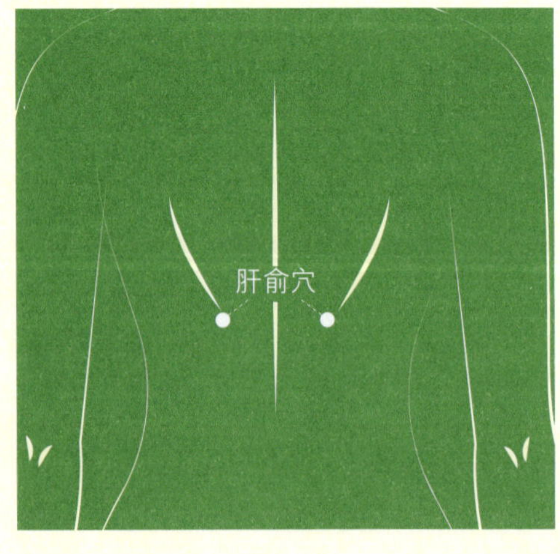

菠菜豬肝湯

養肝血、明目效果好

菠菜豬肝湯是一道家常菜，具有補肝、養血、明目的功效。

食療百科

菠菜豬肝湯

補肝、養血、明目

材料：新鮮豬肝、菠菜各250克。

調料：鹽、白醋、薑片各適量。

做法：
1. 將豬肝沖洗乾淨，放在水裏浸泡30分鐘，然後在沸水中焯燙。
2. 將燙好的豬肝切片，用薑片、白醋浸泡一下，去除腥味；菠菜洗淨，切段。
3. 鍋中重新放清水，燒開後放入豬肝片、菠菜段，加鹽調味即可。

養肝就能明目

中醫認為，肝開竅於目，肝所藏的精微物質持續輸送至目，使目受到滋養，就能維持正常的視覺功能。因此，養肝就能明目。

為甚麼豬肝可以養肝明目

從現代營養學角度來看，吃豬肝確實對眼睛有補益作用，因為豬肝富含維他命A，而維他命A的主要功能就是維持視網膜功能，如果缺乏維他命A就容易得乾眼症、夜盲症。《太平惠民和劑局方》裏就記載有豬肝羹這樣的食療方，主要用於調治肝虛、遠視無力等症。具體做法是把豬肝切碎，跟蔥白、雞蛋一起做成羹。總體來說，古代醫家對於豬肝養肝血、明目等功效是比較認可的。

菠菜則是補血食物，所以菠菜和豬肝一起做成菠菜豬肝湯，能有一定的補養肝血功效。

第五章

祛除濕瘀火毒，掃除「慢性病」的潛在威脅

痰濕瘀滯，運化不暢：慢病找上門

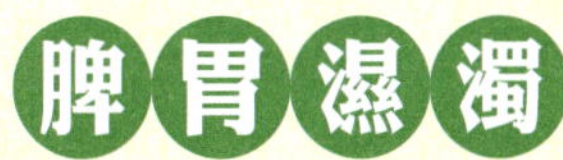

脾胃濕濁容易造成血脂異常

血脂異常是一種全身性疾病，是指血液中的總膽固醇、甘油三酯過高或高密度脂蛋白過低，其主要危害是導致動脈粥樣硬化，進而引發眾多的相關疾病，其中最常見的是冠心病。此外，血脂異常還是引發中風、心肌梗塞、心臟性猝死的危險因素。

血脂異常的主要症狀

血脂異常早期並無明顯症狀，可能有反覆發作的腹痛、頭暈，可見皮膚、黏膜上有黃色瘤，患者多肥胖。

脾失健運、痰濁內生就會導致血脂異常

中醫認為，血脂異常的一個重要病因就是平時喜歡吃肥甘厚味，導致脾失健運、水穀不化，痰濁內生而引發此病。所以，要控制血脂異常，就要減少飲食中脂肪和膽固醇的攝入量。

減少脂肪的攝入量，盡量不吃豬油、肥肉等食物；限制膽固醇的攝入量，每日膽固醇攝入量不超過 300 毫克。

常喝山楂荷葉茶，可調節血脂、養護血管

將 30 克山楂洗淨、切開，與 4 克荷葉一起放入茶杯，用沸水沖泡 15 分鐘，即可代茶飲用。此茶有助於調節血脂、保護心血管。

鯽魚冬瓜湯

祛濕健脾、降血脂

中醫認為，血脂異常主要的調理方式是健脾祛濕，通過提升脾的運化能力，祛除體內的濕濁，使血脂恢復正常。

食療百科

鯽魚冬瓜湯
健脾祛濕、調血脂

材料：鯽魚300克，冬瓜150克。

調料：鹽、蔥段、薑片、香菜末各適量。

做法：
1. 鯽魚去鱗、鰓和內臟，洗淨，控水；冬瓜去皮除瓤，洗淨，切薄片。
2. 鍋中油燒熱，下蔥段、薑片爆香，放入鯽魚煎至兩面金黃，加適量開水煮沸。
3. 盛入砂鍋內，加冬瓜片，小火慢煨約1小時，至魚湯呈奶白色，加鹽調味，撒上香菜末即可。

鯽魚配搭冬瓜，健脾利水控血脂

鯽魚味道鮮美、肉質細嫩，具有益氣健脾、利水消腫的功效。鯽魚含優質蛋白，容易被人體消化吸收。常吃鯽魚，有助於調血脂。冬瓜性微寒，味甘，有清熱利水、清降胃火的功效。鯽魚與冬瓜配搭，可健脾祛濕、調血脂。

鯽魚冬瓜湯更適合夏季飲用。每年夏季最後一個月和秋季第一個月，稱為長夏，其特點是溫度上升至全年最高、濕度大。此時，人體以脾當令，而脾易受濕邪侵犯而代謝失常。所以，飲食要順應季節與人體特點，吃健脾利水的鯽魚冬瓜湯。

養生小錦囊

《黃帝內經》已強調血脂異常的危害

血脂異常是引發心腦血管疾病的元兇，《黃帝內經》中其實早已注意到它與心腦血管疾病的密切關係。《黃帝內經》中並無「高血脂」的名稱，但提出「膏人」、「肥人」、「膏脂」等，重視「肥」和「脂」對健康的危害。

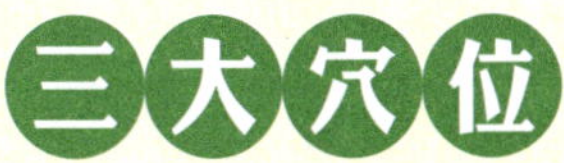

三大穴位 有效調控血脂

在神闕穴、足三里穴、豐隆穴上艾灸，有活血通絡、補陽益虛的功效，可以消瘀化滯，調節血脂水平。

艾炷隔薑灸神闕穴

快速取穴：位於肚臍的正中央。

艾灸方法：取新鮮的薑，切成 0.3 厘米厚的薄片，在薑上紮小孔。把薑片放在神闕穴上，然後將艾炷放置在薑片上，點燃，施灸 5~10 分鐘。

主治功效：溫補腎陽，化瘀去滯。

艾條溫和灸足三里穴

快速取穴：位於小腿外側，外膝眼下 3 寸。

艾灸方法：點燃艾條，對準足三里穴，距離皮膚 1.5~3 厘米處，施灸 10~15 分鐘。

主治功效：疏通氣血，增強脾胃功能。

艾條溫和灸豐隆穴

快速取穴：在小腿外側，外踝尖上 8 寸，脛骨前肌的外緣。

艾灸方法：點燃艾條，對準豐隆穴，距離皮膚 1.5~3 厘米處，施灸 10~15 分鐘。

主治功效：調理脾胃，防止痰濁內生。

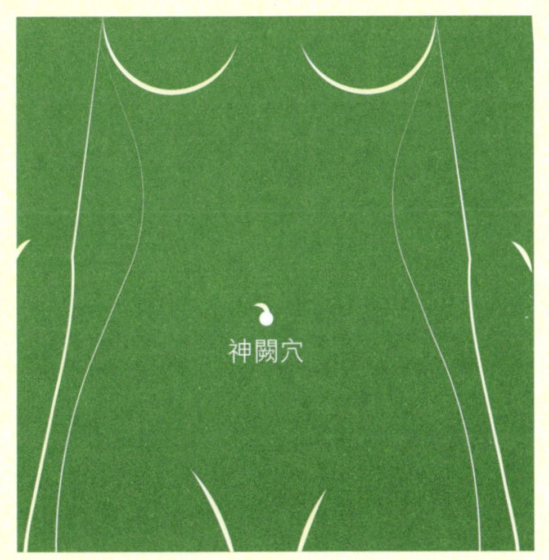

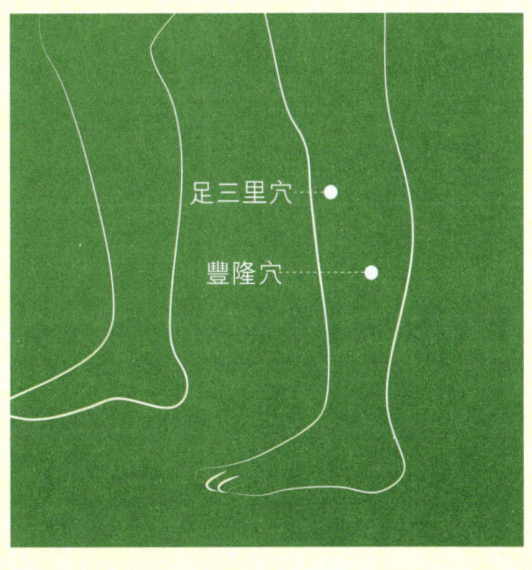

氣血瘀滯

困擾心包經，常會誘發冠心病

冠心病是由於某些因素導致冠狀動脈粥樣硬化、血流不暢，使心肌缺血、缺氧而引起的一種心臟病。從中醫角度講，氣血瘀滯困擾心包經，使周身血液循環不暢，就會誘發冠心病，屬「胸痹」「心痛」「胸痛」範疇。

冬季對冠心病患者的影響

寒冷的冬季對冠心病患者的影響很大，因此，每年 11 月份至次年 1 月份是心臟病的高發季節，而北方冠心病的發病率也明顯高於南方。低溫刺激可引起體表小血管的痙攣收縮，動脈血管的收縮與舒張發生障礙，使血流速度變緩，不能完成正常循環功能。為了進行功能代償，心肌必須加強工作以維持正常血流速度，這勢必加重心臟的負擔。

冬季如何預防心血管疾病突發

控制血壓

高血壓患者一般冬天的血壓較夏天高，因此在寒冷的冬季，心腦血管疾病患者一定要定期監測血壓，定期複診，如果血壓有波動要及時就診。

注意保暖

冬季室內外溫差大，所以，心腦血管疾病患者一定要注意保暖。特別對於生理功能減退、抗病能力弱的人來說，在冬季疾病更容易發作或病情加重。

飲食清淡

心腦血管疾病患者應避免高脂、高鹽、高嘌呤食物，宜選擇清淡、少鹽的食物，多吃蔬果，避免過飽。

玫瑰佛手茶

消滯化瘀解心痛

中醫認為，氣血是人的生命基礎。氣血充沛，則經脈暢通，不容易被慢性病盯上。而氣運行不利常會引起血瘀，血流緩慢就容易瘀堵，從而引發心腦血管疾病。

如何判斷自己體內是否有瘀血阻滯

體內瘀血阻滯的表現

身體特定部位疼痛，痛處固定，以刺痛為主。

主要表現

頭痛、頭暈、失眠、健忘；胸悶、胸痛、心悸；肢體麻木、發涼、疼痛；月經不調、痛經等。

體征表現

面色發黑、無光澤；口唇和舌頭暗紅、發紫；皮膚乾枯、粗糙、瘙癢；體內有腫塊，疼痛且長期不能緩解。

理氣消滯，玫瑰佛手茶效果好

玫瑰花有調和肝脾、理氣和胃的作用，這在《本草綱目》中就有記載。玫瑰花氣味芳香，既能疏肝理氣而解鬱，又能活血散瘀，有柔肝醒脾、行氣活血的作用，適用於肝胃不和所致脅痛脘悶、胃脘脹痛。

佛手為芸香科植物佛手柑的果實，其味辛、苦、酸，性溫，香氣濃郁，有疏肝理氣、和胃止痛的功效，主治胃痛脹滿、痰飲咳嗽、嘔吐少食等。二者合用，可互相助力，行氣導滯、調和脾胃。

食療百科

玫瑰佛手茶

疏肝解鬱、化瘀滯

材料： 玫瑰花、佛手各 5 克。

做法： 將玫瑰花、佛手一起放入瓷杯或玻璃杯中，沖入沸水，浸泡 10 分鐘，即可飲用。

用法： 感覺心胸憋悶時飲用。

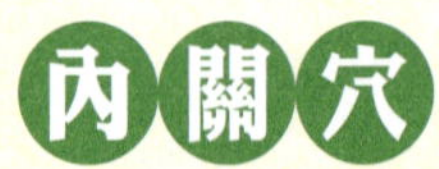

內關穴

心臟的「保護神」

古代都城有內城外城之分，內城住的是皇親國戚、國之重臣，只有經過猶如關口的城門才能入內。人體也一樣，它有一套完整的免疫系統，外邪想要入侵人體，就必須衝過重重關卡。而內關穴就是守護人體「內城」的關口，它時刻守護着我們的身體健康。

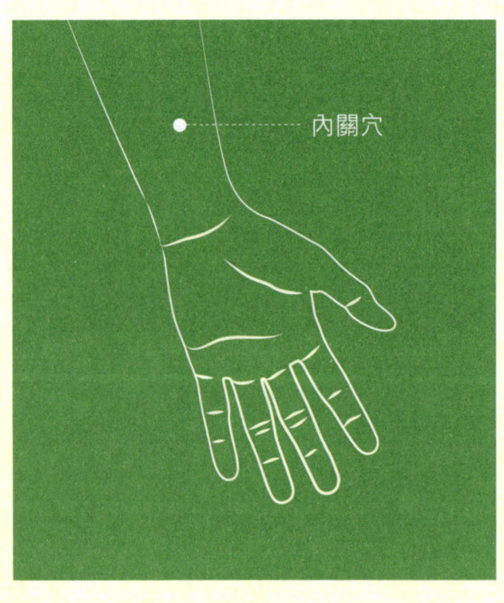

內關穴，守護心臟的重要關口

內關穴是手厥陰心包經上的穴位，是守護心臟的一個重要關口。經常按揉內關穴對心臟有保健作用，對調治心、胃疾病以及神經性疾病都有作用。如果有心動過速、心動過緩、心律不齊、心慌、胸悶氣短、胸痛、心悸等症狀，刺激內關穴，可使症狀得到一定改善，並且內關穴有雙向調節作用。通過一定刺激，心動過速可以變慢，心動過緩可以變快。按壓內關穴還有助於改善睡眠。

保養方法：按摩內關穴

快速取穴： 一手握拳，腕掌側突出的兩筋之間，距腕橫紋 3 指寬的位置即內關穴。

按摩方法： 用一隻手的拇指，稍用力向下點壓對側手臂的內關穴，保持壓力不變，繼而旋轉揉動，以產生酸脹感為度。

主治功效： 對心悸、胸悶、胃痛、嘔吐等有一定作用。

苦瓜燉雞

生津止渴、控血糖

糖尿病患者當中，多是臟腑內熱過盛，比較適合吃清熱養陰又補虛的苦瓜燉雞來調理。

苦瓜配搭雞肉，清火養陰又補虛

苦瓜性寒，味苦。苦入心，苦寒清心火、瀉胃熱，有養陰生津的作用。

雞肉性溫，可溫補肝氣，配搭苦瓜，互相平衡制約，使這道食療方既清熱養陰，又不過於寒涼。

食療百科

苦瓜燉雞

清熱養陰、補虛、控血糖

材料：土雞1隻，苦瓜200克。

調料：鹽適量。

做法：
1. 土雞治淨，洗淨；苦瓜洗淨，切片。
2. 將所有食材放入鍋中，加冷水剛好沒過雞，燉大約3小時，加鹽調味即可。

溫馨提示：脾胃虛寒者慎服。

養生小錦囊

糖尿病患者的日常飲食原則

糖尿病患者在日常飲食中要把握「低糖、高膳食纖維」的原則，宜吃五穀雜糧，如蕎麥面、蕎麥面、燕麥片等；適當吃豆類及豆製品；還可以吃苦瓜、洋蔥、香菇、柚子等有助於降低血糖的蔬果。忌吃蜜餞、果脯等含糖量高的食物。

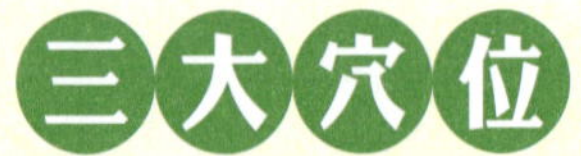

三大穴位

輔助調理糖尿病

除了食療和藥物，還可以配合按摩來調節血糖。中醫認為「藥穴同源」，每個人的身體都是一個「百藥箱」，裏面裝的「藥」就是穴位。調節糖尿病，也有其對應的「藥穴」。

點揉然穀穴

快速取穴：在足內側緣，足舟骨粗隆下方，赤白肉際處。

按摩方法：每天晚上洗完腳，可以用拇指點揉然穀穴 50~100 次，直至有明顯的酸脹感。

主治功效：滋陰去火，改善糖尿病引起的口渴。

按揉內庭穴

快速取穴：在足背第二、第三趾間縫紋端處。

按摩方法：用拇指指腹按揉內庭穴 50~100 次，直至有明顯的酸脹感。

主治功效：清胃瀉火、養陰增液，可以改善胃陰不足、胃熱引起的糖尿病。

摩擦關元穴

快速取穴：在下腹部，前正中線上，臍下 3 寸。

按摩方法：雙手搓熱後，用掌心快速摩擦關元穴 50~100 次。

主治功效：滋補腎陰、培元固本、補益下焦，改善糖尿病的多尿症狀。

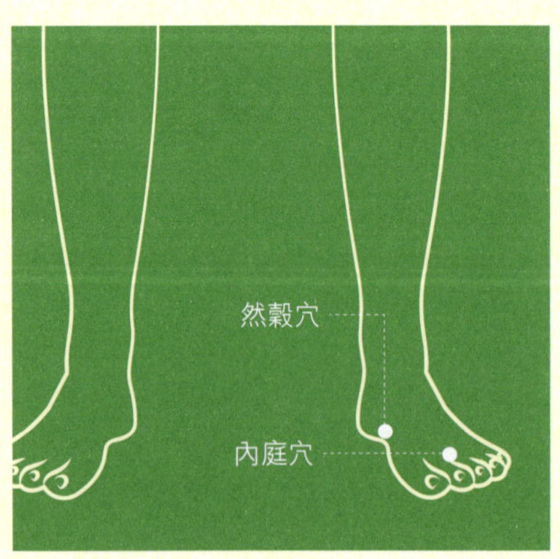

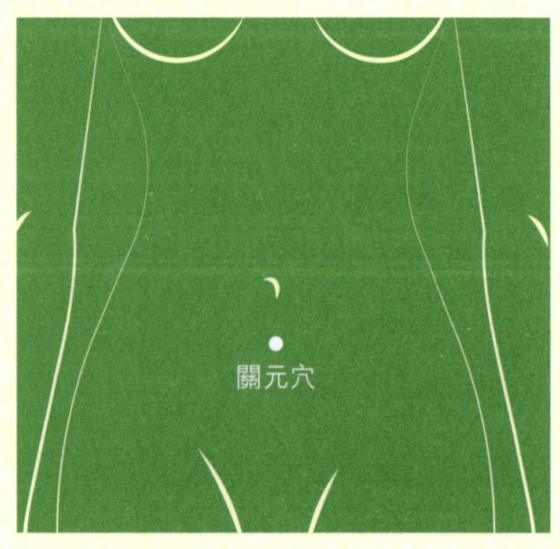

肝火過旺，血壓飆升沒商量

高血壓是肝陽上亢引起的

肝陽上亢是怎麼回事

肝陽上亢是中醫常見的臨床證型。主要是由於肝臟的陰血不足，同時由於情志或者是疾病原因導致的肝氣上亢。肝陽上亢的症狀主要有頭暈、頭痛、耳鳴、視物昏花，同時還有口苦、口乾，患者往往脾氣急躁。嚴重的肝陽上亢會引發高血壓，甚至中風。

高血壓的常見症狀有哪些

高血壓早期症狀為：頭暈、頭痛、心悸、煩躁、失眠等。嚴重者不但頭痛，還伴有噁心、嘔吐、眩暈、耳鳴、心悸氣短、肢體麻木等症狀。

平抑肝陽是調控高血壓的捷徑

調控肝陽上亢引發的高血壓，平抑肝陽為主要方法，以清肝熱、安心神。平抑肝陽多用牡蠣、代赭石、石決明等藥物，以改善肝陽上亢出現的症狀。平抑肝陽的藥物大部分具有降血壓的作用，同時配合其他藥物，可以調理高血壓所引起的相關併發症。

養生小錦囊

高血壓的判斷標準

正常血壓是指收縮壓為 90~119 毫米汞柱，舒張壓為 60~79 毫米汞柱。未使用降壓藥的情況下，非同日 3 次測量收縮壓 ≥140 毫米汞柱和／或舒張壓 ≥90 毫米汞柱，可診斷為高血壓；既往有高血壓史，目前正在服用降壓藥的情況下，血壓雖低於 140/90 毫米汞柱，也屬高血壓。

平穩血壓

春天吃馬齒莧粥

在四季當中，春天是萬物生長的季節，這時候木氣生髮，所以特別容易出現肝火旺盛的情況。春季可以吃一些新鮮的時令植物，如馬齒莧，預防肝火亢盛引起的血壓升高。

食療百科

馬齒莧粥

清肝火、控血壓

材料： 鮮馬齒莧100克，大米50克。

做法：
1. 鮮馬齒莧揀去雜質，洗淨，切碎後盛入碗中，備用。
2. 大米洗淨，放入砂鍋中加適量水，大火煮沸後，改用小火煮30分鐘，加切碎的鮮馬齒莧，拌勻，繼續煮至大米軟爛即可。

兩種人要避免吃馬齒莧

1. 腹部受寒腹瀉的人。
2. 如果你在吃中藥，藥方裏有鱉甲，不宜食馬齒莧，二者相剋。

春天隨處可見的馬齒莧，是清肝火的好食材

春天，在南方，馬齒莧常常出現在田間地頭。馬齒莧肥厚多汁，為藥食兩用植物。馬齒莧既可以降肝火、清心火，又可以清腸熱、解毒。

馬齒莧具有一定的保肝作用。有的人熬夜後眼睛發紅、頭暈，這是肝火上炎的表現，吃點馬齒莧有助於緩解。有些人到了中年就長滿白髮，除了腎虛，還可能是由於肝火太盛，上沖頭頂引起的。吃點馬齒莧，也有改善作用。

馬齒莧的吃法

馬齒莧的吃法有多種，可以涼拌，可以清炒，還可以煮粥，都有良好的清火作用。

中藥小檔案

藥名：馬齒莧
性味：性寒，味酸
歸經：歸大腸、肝經
功效：清熱解毒、涼血止血

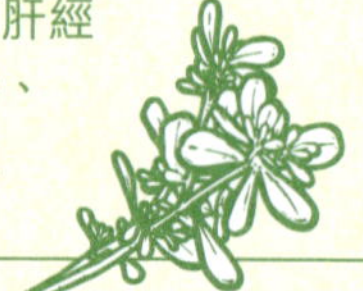

兩款菊花粥

平降肝火、調控血壓

菊花配搭綠豆，平肝，控血壓

調理肝陽上亢引起的高血壓，可以用到一款食療方——菊花綠豆粥，能夠養肝降壓。綠豆可清熱解毒，有助於降血脂、降血壓；菊花有清肝明目、清熱解毒的功效。二者配搭煮粥，可以清熱、平肝陽，幫助調控血壓。

食療百科

菊花綠豆粥

清肝明目、控血壓

材料： 小米80克，綠豆50克，乾菊花3克，冰糖適量。

做法：
1. 綠豆洗淨；小米淘洗乾淨；菊花用清水洗去浮塵，撈起備用。
2. 鍋置火上，倒入適量清水大火煮沸；放入菊花煮5分鐘，過濾取菊花汁加入綠豆；再次煮沸後，加入小米，大火煮10分鐘後，改用小火煮30分鐘至粥黏稠時，加冰糖調味即可。

食療百科

菊花銀耳粥

清肝火、控血壓

材料： 糯米100克，乾銀耳5克，菊花3克，蜂蜜適量。

做法：
1. 銀耳泡發，洗淨去蒂，撕小朵；菊花洗淨；糯米洗淨，用水浸泡4小時。
2. 鍋內加適量水燒開，加入糯米、銀耳，大火煮開後轉小火煮20分鐘，放菊花，小火煮15分鐘關火，放溫，調入蜂蜜即可。

菊花配搭銀耳，養肝清火，控血壓

菊花有平抑肝陽、清肝明目的功效，銀耳可以滋陰斂陽、清火。二者配搭煮粥，對於肝陽上亢引起的高血壓，有很好的調理功效。

中藥小檔案

藥名：菊花
性味：性微寒，味甘、苦
歸經：歸肺、肝經
功效：散風清熱、清肝明目

肝鬱氣滯

引起高血壓，就用梔子清肝散加減泡腳方

人體血壓與情緒的關係很密切。現實生活中，有些人血壓升高是肝鬱氣滯引起的，調理應以疏肝解鬱為主。

食療百科

梔子清肝散加減泡腳方
清肝火、緩解耳鳴

材料： 柴胡、炒梔子、丹皮、香附、當歸、川芎、郁金、遠志各 6 克，白芍 9 克，茯苓 15 克。

做法： 將上述藥材清洗乾淨，熬煮 1 小時左右。

用法： 藥汁兌入溫水泡腳，每天最好泡 2 次，每次泡 20 分鐘左右，水沒過腳踝即可。

溫馨提示： 使用前請諮詢專業醫生；孕婦忌用。

肝鬱氣滯導致的高血壓有哪些特點

肝鬱氣滯導致的高血壓，表現症狀除血壓升高外，還或多或少會出現這些症狀：頭痛頭脹、兩脅疼痛、頭昏眩暈、口苦、口乾、面紅耳赤、心情急躁、失眠多夢、尿黃、大便乾燥。這類人的舌象大多為舌質紅，或者可以觀察到尖邊紅。脈的狀況是：弦、硬、有力。

梔子清肝散加減泡腳方，疏肝解鬱有妙招

這種情況，可以用梔子清肝散加減泡腳方。這個方子由柴胡、炒梔子、丹皮、香附、當歸、川芎、白芍、茯苓、郁金、遠志幾味中藥構成。其中，梔子、丹皮清肝瀉火；柴胡、香附疏肝解鬱，把肝的鬱結打開，讓人心情變好；當歸、白芍、川芎，補肝血，養陰柔肝；郁金、遠志、茯苓寧心安神，可以促進睡眠。

按揉兩個穴位

緩解高血壓引起的頭暈、頭痛

中醫認為，頭為精明之府、百脈之宗，是全身的主宰。對頭部的百會穴、神庭穴進行按摩，有清熱降火、平抑肝陽、調控血壓的作用。現代醫學表明，對這兩個穴位進行按摩不僅能調節微血管舒縮，解除小動脈痙攣，還能疏通氣血、調和陰陽，對預防和調理高血壓有益。

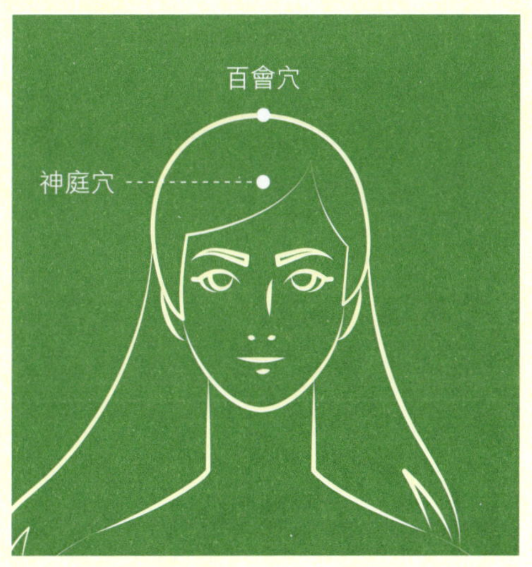

按揉百會穴

快速取穴： 在兩耳尖連線與頭正中線相交處。

按摩方法： 手指緊貼百會穴呈順時針旋轉，每次按揉36下。

主治功效： 百會穴位於頭頂部正中央，是人體眾多經脈匯聚的地方，是頭部保健的重要穴位，它能夠通達全身的陰陽脈絡，連接大小經穴，是人體陽氣匯聚的地方。按揉此穴有開竅醒腦、固陽降壓的功效。

按揉神庭穴

快速取穴： 當前髮際正中直上0.5寸。

按摩方法： 用拇指或中指以較強的力度按揉神庭穴10下，再分別順時針、逆時針各揉動20圈。

主治功效： 按揉神庭穴有清熱散風、鎮靜安神的功效。經常按摩該穴，可寧心安神，還可以調理高血壓引起的失眠、眩暈、記憶力減退等。

排除體內毒，消疼痛、防百病

六毒致百病

《黃帝內經》說：「夫百病之始生者，必起於燥濕、寒暑、風雪、陰陽、喜怒、飲食、居處。」這說明疾病形成的關鍵因素，離不開自然界六種氣候（風、寒、暑、濕、燥、火）的影響，六氣太過就會變成「六毒」傷人。

「六毒」致病的條件一：冬時應寒而反大溫

隨着全球氣候變暖，近年來出現多個「暖冬」。不是春天，氣候卻變暖了，有些病毒被「解凍」了，就開始蠢蠢慾動，大量繁殖。那麼，人體在這個時候會有甚麼改變呢？冬天本來應該冷，人體的皮膚、肌肉紋理應該收緊緻密，但身體以為春天來了，毛孔開始鬆懈、張開，從而給外邪提供了侵入身體的機會。

「六毒」致病的條件二：春時應暖而反大寒

春天天氣開始稍微變暖了，但是寒流隨之而來，又是降溫又是連續下雨。天氣開始回暖時，身體毛孔逐漸打開，突然又降溫下雨，這個時候陰寒之氣就會侵入身體。濕、寒、溫都是外界氣候的變化，是外界環境的一種狀態。中醫說，「陽化氣，陰成形」，陰寒過多地積聚在人體，就可能成為大病的潛在發病因素。

季節不同，調養重點不同

了解「六毒」致病的條件後，應根據季節，調整養生方法。比如冬天應該冷卻暖的時候，就不要過量運動，不要讓自己處於那種大汗淋漓的狀態。就像有人發熱了，問他為甚麼會發熱，他說：「晚上鍛煉身體，出了許多汗，結果受風了。」這就是錯誤地對待身體。冬天，不能把身體按照夏天的情況調養，該收藏時宣發，一旦受風、受寒，身體就會出問題。

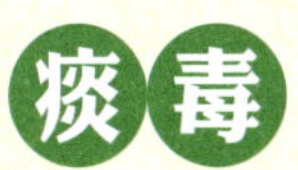

痰毒

——肺癌的罪魁禍首

痰毒是肺癌的導火線。正常人早晨起來時有一點痰，但有的人一天都在吐痰，這說明有痰毒。痰從哪裏來？一是飲食不當所致，二是肺部疾病所致。一旦有痰，首先就要檢查肺是否有毛病。如果有，就得馬上解決，找到產生痰的根源。

養生小錦囊

肉生痰，適當吃素可避免濕邪傷脾

「肉生痰」，並不是說肉吃多了，人就容易咳嗽生痰，而是說過多食用肉類，易導致人體內津液代謝失常，產生痰濁。原因何在呢？因為肉類中含有大量脂肪，人體過量攝入後，就會給脾胃及其他器官帶來負擔，一旦身體水液代謝失衡，人體血液黏稠度就會隨之升高，從中醫角度來說，正是痰瘀互結、濕邪堆積的一種客觀表現，即「肉生痰」的外在反映。因此，適當吃素可以避免濕邪傷脾。

脾為生痰之源

脾主運化，人體攝入的營養都是通過脾的運送功能輸送至五臟六腑、四肢百骸。脾的運化功能強健，則臟腑氣血充和；反之，若脾的運化功能不健，則營養物質不能運送到全身，代謝垃圾不能運送出去，就易與體內水液混合凝聚成痰。

肺為貯痰之器

中醫認為，肺的生理功能以宣發和肅降為主，掌管體內的氣與水液的調控。同時，肺為「嬌臟」，其功能易受外邪或是人體內在功能障礙的傷害，造成「肺氣不宣」（喘、咳、悶、脹、堵塞感等）和「肺失肅降」（氣逆、咳、嘔等）的病理現象，從而津液輸布失常，積聚生痰。

咳嗽痰多，如何調理

痰多時，除了藥物治療外，飲食上也要多加注意。尤其是肺部無病症，只是飲食所致者。不妨吃些化痰的食物，如白蘿蔔。吃法也很簡單，生蘿蔔洗淨後切成絲或薄片，加醋涼拌即可。

生薑陳皮飲

溫肺化痰的好飲品

陳皮和生薑是我們日常經常用到的食材，它們也是化痰的良藥。

食療百科

生薑陳皮飲

健脾、燥濕、化痰

材料： 陳皮 5 克，生薑 2 片。

做法： 沸水沖泡後代茶飲即可。

用法： 一次 1 杯，一天 2~3 次即可。

溫馨提示： 處於經期的女性，可適量加些紅糖，不僅暖胃，還能促進血液循環。

陳皮，燥濕化痰的常用藥

陳皮，又名橘皮，是芸香料植物橘及其栽培變種的乾燥或熟果皮，也是一種常見的中藥。

中醫認為，陳皮性溫，味辛、苦，入脾、肺經，氣味芳香，長於理氣，能入脾肺，有很好的降逆止嘔、燥濕化痰的功效。現代研究發現其中的揮發油可促進消化液分泌，排除腸內積氣。

著名醫家陶弘景提出：「橘皮療氣大勝……須陳久者良。」指的是存放時間愈久的陳皮，藥用價值愈高。

生薑，和胃止嘔的良藥

生薑，性微溫，味辛，歸肺、脾、胃經，有解表散寒、溫中止嘔、化痰止咳等多種功效，中醫上有「嘔家聖藥」之稱。

生薑可以刺激唾液、胃液和消化液的分泌，有增加胃腸蠕動的作用，其中的主要成分——薑烯，還有保護胃黏膜細胞的作用，是健胃藥的有效成分之一。

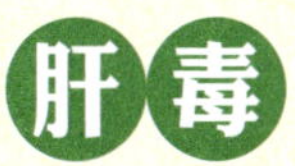

肝毒
——肝癌的潛在導火線

肝是人體最重要的代謝和解毒器官，同時也是最容易堆積毒素的臟腑，有一句風趣的比喻說「胃是喇叭，肝是啞巴」，胃稍微一疼，我們就會有感覺，但肝是「沉默的器官」，從來不會主動「喊痛」，所以人們總是容易忽略它的健康問題。肝雖然不會「喊痛」，但是肝毒積聚過多後，身體則會不堪重負，嚴重的話還可能誘發肝癌。

養生小錦囊

養成良好的生活習慣助排肝毒

應戒煙限酒，避免暴飲暴食、過度勞累等不良生活習慣。此外，適量運動、保持充足的睡眠也有助於排解肝毒。

肝毒的四大表現

指甲有豎紋：肝毒堆積過多，指甲上會出現凹凸不平的豎紋，而且指甲乾而脆，容易斷裂。

臉黃暗沉：肝臟對人體毒素的代謝起着重要作用，如果肝臟損傷，就會造成肝毒堆積，血液中的毒素無法排出，導致臉部發黃、暗沉。

眼底發黃：「肝主目」，肝與眼睛息息相關，肝火過盛、肝血不足會導致眼睛發癢、乾澀，眼底發黃，視力下降等。

尿黃而濃：肝毒多的人尿液長期呈黃褐色，濃如茶。肝功能受損，會出現尿膽紅素陽性，尿液也會發生顏色改變，變成深黃色或棕黃色。

清理肝毒吃甚麼

肝臟是解毒器官。不均衡的飲食，會增加肝臟負擔。日常飲食中，可以多食用胡蘿蔔、大蒜、葡萄和無花果等幫助肝臟排毒。並且，多吃高膳食纖維的食物減輕肝臟負擔。

肝氣鬱結

肝經上就會結出「歪瓜裂棗」

中醫認為，長期肝氣鬱結，是許多疾病的罪魁禍首。肝氣犯肺，可能會引起肺結節；肝氣鬱滯在乳房，常常會導致乳腺增生、乳腺結節；肝氣郁滯於子宮，會導致子宮氣血不通暢，時日一長就會產生子宮肌瘤；肝氣鬱結於卵巢，可能會引起卵巢囊腫；肝氣上逆沖犯脖頸部位，便有可能引發甲狀腺結節。有個形象的比喻，肝氣一鬱結，肝經上就會結出「歪瓜裂棗」。

養生小錦囊

預防結節的實用方法

甲狀腺、乳腺、子宮、卵巢是肝經循行的區域，若長期肝氣不疏，相應器官就會有所反映。預防結節的根本，就是要疏通肝氣，防止肝鬱。常用方法可以歸納為：一顆逍遙丸，理氣化瘀，用藥時要諮詢專業醫師；一曲出氣歌，生氣的時候高歌一曲，抒發心中不快，疏解肝氣；一杯開心茶，可以用玫瑰花和百合各 3 克泡茶，疏肝解鬱功效好；兩道疏肝菜，一為黃花菜，二為茼蒿，都是理氣化瘀的佳品；遠離「氣、急、累」等不良情緒，保持平和心態。

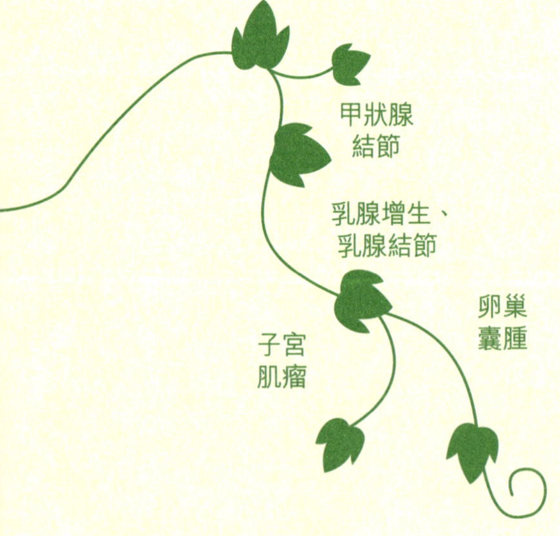

不生氣、保持好情緒
不給「歪瓜裂棗」提供土壤

黃芪黨參燉烏雞

補肝血、增氣力

黃芪、黨參、枸杞子，養肝活血好拍檔

黃芪黨參燉烏雞的主要材料有黃芪、黨參、枸杞子、烏雞等。黃芪和黨參是補氣藥中的佼佼者，能補中益氣、補肺虛；枸杞子可以補肝腎、滋肝陰。

烏雞，可從源頭上補肝血

烏雞是肝腎同補、補血活血的好食材。烏雞又稱「白鳳」，同仁堂的補血名方「烏雞白鳳丸」就是用烏雞作為原料的。不管是腎陰虛還是肝陰虛、肝血虛，都可以用到烏雞。而且肝屬木、腎屬水，在五行相生相剋關係中，水生木，所以腎為肝之母，腎精是肝血的源頭。因此想要補肝血，從它的源頭入手就可以。當腎精充足了，肝血的化生之源特別充足，身體自己就能生出更多肝血。

食療百科

黃芪黨參燉烏雞

養肝活血

材料： 烏雞300克，黃芪10克，黨參5克，枸杞子、桂圓肉各適量。

調料： 薑片、鹽各適量。

做法：
1. 烏雞洗淨，切塊，用沸水略焯燙；其他食材洗淨。
2. 鍋中放入烏雞塊、黃芪、黨參、薑片、枸杞子、桂圓肉，再加適量清水，燉2小時，加鹽調味即可。

中藥小檔案

藥名：黃芪
性味：性微溫，味甘
歸經：歸脾、肺經
功效：補氣升陽、固表止汗、利水退腫

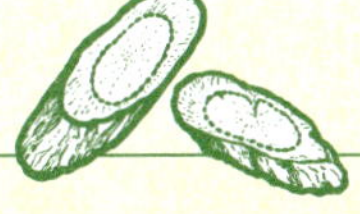

整天困倦懶動

可能是體內濕毒過剩

人體的脾有運化水濕的作用，可以將水濕運化到三焦。正常情況下，食物入胃經過初步消化，然後精微物質被脾帶走，上輸給肺；肺朝百脈，通過血液將精微物質傳至五臟六腑。

如果脾出現了問題，就會脾失健運，使水濕停滯，如果水濕積聚就會形成痰飲。如果這時再貪涼吃一些生冷的食物就會導致寒濕困脾，水濕不能正常被帶走，從而引起食慾缺乏、腹脹。

濕氣重的表現有哪些

濕邪是「六淫」邪氣中最有「重量」者，人體為濕邪所纏，則會感覺頭重身困，頭像裹着東西似的，正如《黃帝內經》所說的「因於濕，首如裹」。濕邪為病，常常表現為排泄物和分泌物等穢濁不清，這稱為「濕性之濁」。比如，若濕邪在頭部，則舌苔厚膩黃；若濕邪在皮膚上，則易患濕疹或皮膚易出油；若下焦（腸道和生殖器等）為濕邪所困，則容易出現小便混濁、不爽，大便稀溏，或下利膿血等症狀，女性還易出現帶下黏稠、腥穢等。

如何預防濕毒困脾

1. 應當低鹽飲食。
2. 體質肥胖之人多濕，夏秋之交尤其注意不要淋雨、受濕。
3. 不要貪涼飲冷，避免濕邪外入或內生。
4. 吐瀉時期宜暫禁食，吐瀉停止後再逐漸恢復飲食，先以流食或半流食為宜。
5. 腹脹者不宜食用煎炸、辛辣、堅硬的食物，以半流質、軟食且富有營養的食物為宜。
6. 避免情志抑鬱或暴怒，戒煙酒。

食物「三寶」

祛除體內濕邪

日常飲食中的很多食材都是補虛祛濕的佳品，善用這些食材就能補養身體，祛除體內的濕氣。

食療百科

紅豆薏米湯

健脾祛濕

材料： 紅豆、薏米各 50 克，茯苓 10 克，芡實 5 克。

做法：
1. 將所有材料洗淨，紅豆、薏米、茯苓、芡實分別浸泡 4 小時。
2. 鍋內加適量清水燒開，加入所有材料，大火煮開後轉小火。
3. 煮 1 小時，至所有材料軟爛即可。

健脾祛濕，常吃紅豆

紅豆性平，味甘、酸，歸心、小腸經，有健脾利濕、解毒排膿的功效，主治水腫脹滿、腳氣浮腫、小便不利等。

滲濕利水，可選茯苓

茯苓性平，味甘、淡，歸心、肺、脾、腎經，可利水滲濕、健脾補中、寧心安神。主治小便不利、水腫脹滿、痰飲眩悸、脾虛食少便溏、驚悸失眠等，尤其適合體虛瘦弱、氣短乏力等患者食療。

薏米是清熱祛濕的佳品

現代藥理研究證明，薏米所含的硒元素能抑制癌細胞的增殖，可用於胃癌、宮頸癌的輔助調理。普通人常吃薏米可輕身、減少腫瘤發病概率。

薏米有清熱祛濕的功效，天氣燥熱或胸中煩悶時，煮些紅豆薏米湯，能清除燥熱，使身體舒暢。

第六章

藏在餐桌上的長壽密碼，
家常便飯保平安

家常便飯中的長壽學問

中醫說的

五穀、五畜、五菜、五果，你都吃對了嗎

《黃帝內經 · 素問》中提出「五穀為養，五果為助，五畜為益，五菜為充，氣味合而服之，以補精益氣」的飲食調養原則，是結合中國人自身的狀況來設計的，切不可本末倒置，也不能避重就輕。

五畜	補養作用
雞	溫中益氣，補精填髓，強筋健骨，活血調經。
羊	溫中暖腎，益氣補虛。
牛	補脾胃，益氣血，強筋骨。
驢	益氣補血，用於勞損、心煩、憂愁不樂等。
豬	補腎滋陰，益氣養血，消腫。

五穀怎麼吃才養人

五穀是植物的種子，種子又是植物的精華。現在不少人因為種種原因，少吃或不吃主食，這樣其實是不符合我們身體需求的。五穀必須吃，還要重點吃。我們需要吃的種子分別是麥、黍（高粱）、稷（小米）、稻、菽，對應我們的肝、心、脾、肺、腎。

肝氣虛時，要多吃麥，尤其是燕麥；心氣虛時，要多吃黍，也就是多吃些高粱米；脾氣虛，吃東西吸收不了時，要多吃小米；肺氣虛時，要多吃稻，尤其是大米補肺氣更佳；腎氣虛時，要多吃豆子或者豆腐，可以培補腎氣。

五畜對人體有哪些補養作用

五畜為益中的「益」，指的是補益、增補，可以理解為補充不足。

甚麼是五畜？五畜中的第一畜是入肝的雞，第二畜是入心的羊，第三畜是入脾的牛，第四畜是入肺的驢，第五畜是入腎的豬。

為甚麼要吃時令菜

《黃帝內經》中有一句名言叫「司歲備物」，就是說要遵循大自然的陰陽氣化采備藥物、食物，與節氣相順應的就是與天地陰陽氣化相順應，這樣的藥物、食物得天地之精氣，氣味醇厚，營養價值高，所以人們應該吃時令菜。

春天可以吃韭菜、豆芽、萵筍等；夏天可以吃番茄、苦瓜、茄子等；秋天可以吃藕、荸薺、銀耳等；冬天可以吃大白菜、土豆、白蘿蔔等。

水果只是五穀、五畜吃多以後幫助消化的食物

水果多是寒性，且多是生食，吃進去後需要自身的陽氣、氣血去溫熱它，才能被消化吸收。即使是溫性、熱性的水果，也要通過自身陽氣才能被脾轉化吸收。所以，水果吃得越多，消耗的陽氣越多。

而且，水果基本上都有通便的作用。所以水果應該是五穀、五畜吃多了之後，幫助消化的一種東西，為的是不讓體內產生壅滯。而許多人大量吃水果，靠水果來通便、排毒，最後卻導致脾胃寒涼。

養生小錦囊

午飯不能湊合

不少上班族都不太在乎午飯，認為隨便湊合一下就行。其實不然，午飯既要吃飽，又要吃好。因為中午陽氣盛，生氣足，五臟功能處於最佳狀態，是消化、吸收營養最好的時候，所以要利用這一時段給人體補充營養，這樣可起到事半功倍的效果。

摸清食物的「四性五味」

食物都有其性味，古人總結為「四性五味」。四性，即寒、涼、溫、熱；五味，即辛、甘、苦、酸、鹹。倘若不了解食物的性味，就難以維持人體的陰陽平衡。

「四性」	常見食物
寒性食物	馬齒莧、苦瓜、苦菜、西瓜、柿子、哈密瓜、香蕉、柚子、獼猴桃、桑葚、荸薺、甘蔗等。
涼性食物	冬瓜、白蘿蔔、圓白菜、芹菜、番茄、竹筍、黃瓜、油菜、菠菜、蘋果、梨、草莓、橙子等。
溫性食物	韭菜、茴香、蔥、香菜、大蒜、大棗、橘子、荔枝、桂圓、核桃等。
熱性食物	辣椒、乾薑、胡椒、肉桂等。

食物的四性

中醫認為，食物具有寒、涼、溫、熱四種性質。凡適用於寒性體質或病症的食物，屬溫性或熱性食物，如用於胃寒腹痛的乾薑，用於風寒感冒的生薑、蔥白等都屬溫熱之品。與此相反，凡適用於熱性體質或病症的食物，則屬涼性或寒性食物，如用於治咳嗽痰黃的梨，用於熱病煩渴的西瓜等。而有些食物性質不溫不熱，不寒也不涼，作用比較緩和，這類食物屬平。

食物的五味

五味指辛、甘、酸、苦、鹹。五味中甘味食物有紅薯、芋頭等，可滋養陽氣，但過食則壅塞而氣滯；酸味食物如烏梅、檸檬、山楂等，有收斂固澀之利，但過食則痙攣；苦味食物如苦瓜、蓮子心等，有健脾燥濕的功效，多食則骨重；辛味食物有薑、辣椒、胡椒等，有散寒行氣活血之功，過食則氣散上火；鹹味食物如海參、海帶等，有軟堅散結之功，過食則血凝。中醫強調五味調和，飲食不宜太淡，更不應過鹹，只有做到調味適中，才有利於防病長壽。

認識食物屬性

不是所有食物都適合你吃

現在常常有這樣一種飲食誤區，許多人聽信一些廣告上說的「××食物有營養，可以多吃」，其實不然。

如何巧妙判斷食物的屬性

中醫是根據動植物生長的環境來判斷其屬性的。有的食物在陰寒的地方生長，有的食物在向陽的地方生長。在陰寒的地方生長的食物，一般屬性偏陰；在向陽的地方生長的食物則屬性偏陽。比如菱角在水裏生長，偏陰；向日葵向陽而生，偏陽。蘑菇一般在陰冷潮濕的地方生長，所以通常屬性是陰寒的，而且帶有濕氣。

怎樣判斷某種食物是否適合自己吃

以蘑菇為例，它的屬性是陰寒的。如果有人陰血不足，經常出現虛火、燥熱、眼乾、口乾、鼻乾等症狀，可以食用蘑菇。

曾經，有人認為蘑菇中含有多種營養物質，鼓勵大家多吃，但按照中醫原理則不妥。因為蘑菇屬性陰寒，多食會損傷體內陽氣。

所有食物都有營養，但不是所有食物都適合你吃。我們應該根據自身體質特點，結合食物性味特點，選擇真正適合自己的食物。例如綠豆性寒，夏季適量食用綠豆湯可以解暑。但如果一個人本身陽虛體寒，再大量飲用綠豆湯則會因脾胃受寒而引起腹瀉。

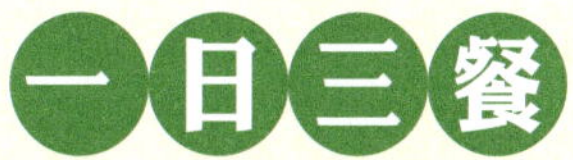

如何配搭最好

現在已經不是物資匱乏的年代，很多人都能吃飽肚子了，吃不僅是為了溫飽，更是為了身體健康。關於日常飲食，古人千百年來總結出很多民間飲食智慧，比如「皇帝的早餐，大臣的午餐，乞丐的晚餐」。

皇帝的早餐——多樣化配搭，營養豐富

早餐是全天營養的基礎和重要保障。「皇帝的早餐」就是告訴我們早餐要吃得像皇帝一樣豐盛，食物要多樣化配搭，重量更要重質。

食物既要富含優質蛋白又要有碳水化合物。比較推薦全麥麵包、拌時蔬、水果等，再配搭一杯牛奶、一隻雞蛋、少量堅果。這樣的配搭種類豐富，又有利於消化。

大臣的午餐——要吃飽

「大臣的午餐」是指午餐一定要吃飽，午餐起着承上啟下的作用，如果午餐不吃飽，則有可能影響下午的工作、學習。這裏的「吃飽」並不是「吃撐」，而是吃七成飽即可。吃得太飽不利於腸胃的消化吸收，也不利於大腦供血供氧。

健康的午餐應以五穀為主，配合大量蔬菜，適量畜禽蛋魚類。這樣的配搭能夠供給下午的能量消耗，同時也不會給腸胃增加太大負擔。

乞丐的晚餐——要少吃

「乞丐的晚餐」說的是晚飯要少吃。夜晚是休息的時候，身體的各器官開始進入排毒解毒的階段，如果吃太多，身體不得不超負荷工作，容易得各種慢性病。

晚餐提倡以易消化吸收的食物為主，如蔬果、粥等。一般吃六七成飽就可以，不要吃太多油膩、高熱量的食物。

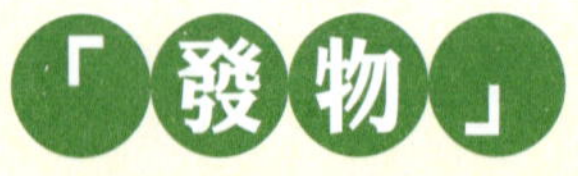

「發物」是甚麼，能不能吃

中醫所謂的「發」，可以理解為誘發、引發、助發。原本有慢性病的人，體內存有「伏邪」，如果吃了「發物」，就可能誘發或加重疾病。如果體內沒有「伏邪」，身體健康，根據自己的體質適量吃些「發物」則是無害的。

發熱之物

如蔥、薑、韭菜、胡椒、羊肉等溫熱、辛辣易助熱上火的食物。這類食物不適合熱性體質、陰虛火旺者，發熱口渴、大便秘結者不宜食用；但對於寒性體質（即陽虛體質）者來說，吃這些食物可驅寒益陽，有助於驅除體內寒氣。

發風之物

如水產海鮮、鵝等。患有蕁麻疹、濕疹、中風等疾病，或患有過敏性疾病者慎食。另外，水產海鮮對於痛風患者來説容易誘發疾病，應慎食。

發濕熱之物

指影響脾的運化，助濕化熱的食物，如糯米、豬肉等。對於脾胃虛弱、痰濕體質等人群，濕熱之物不宜多吃。有濕熱，患黃疸、痢疾等疾病者應忌食。

發冷積之物

如西瓜、柿子、雪糕、苦瓜等。這些食物具有寒涼的特性，容易損傷人體陽氣，使脾胃、心肺、肝腎等臟腑陰寒加重，從而導致腹瀉、冷痛、咳嗽等症。一般脾胃虛寒、寒證體質等人群不宜多吃。但是對於實熱體質的人群，冷積之物有較好的降火作用，但也不宜多吃，以免過度傷陽。

12 種家常食材，好好利用助長壽

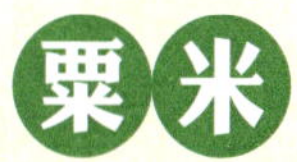

健腦防癌 延緩衰老

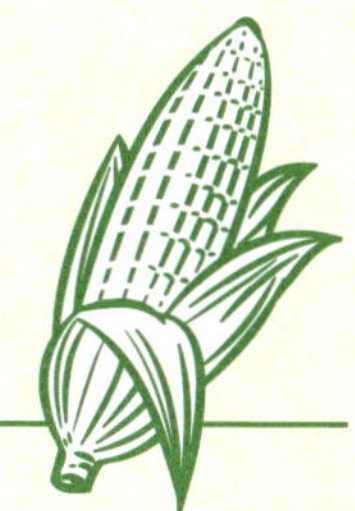

［性味］性平，味甘
［歸經］歸脾、胃經
［烹調方式］蒸煮、煮粥
［養生功效］健腦抗衰，利尿清火

精選食譜

蒸粟米棒

養護腸胃，促進消化

材料： 鮮粟米 200 克。

做法：
1. 粟米棒去皮和鬚，洗淨。
2. 蒸鍋置火上，倒入適量清水，粟米棒放入鍋中水開後再蒸 30 分鐘即可。

楊教授精選小偏方

粟米鬚茶

將 10 克粟米鬚洗淨，煮茶飲用，有控血壓、控血糖的作用。

粟米富含 B 族維他命，有增強食慾、健脾胃的作用；粟米油中的不飽和脂肪酸有降膽固醇的作用。粟米富含維他命 E，有助於延緩老化，降低血清膽固醇和防止腦功能衰退，減輕動脈粥樣硬化。粟米中還含有一種抗癌因子 —— 谷胱甘肽，這種物質能使致癌物質通過消化道排出體外。

哪些人適合吃粟米

宜食人群：一般人都可食用。更適宜冠心病、動脈粥樣硬化、血脂異常、高血壓、便秘患者食用。

慎食人群：遺尿者慎食。

養生吃法

1. 吃粟米時，應把粟米粒的胚芽全部吃進去，因為粟米的許多營養都集中在那裏。
2. 蒸、煮粟米雖然也會損失部分維他命 C，但相較其他烹調方式，能保存更多的營養成分。

營養配搭

- 粟米 + 青豆＞健脾利尿，健腦抗衰
- 粟米 + 鴨肉＞利尿消腫，養胃生津

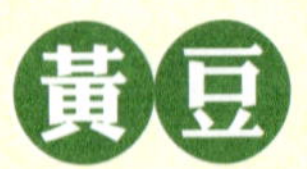

黃豆

調血脂
補充蛋白質

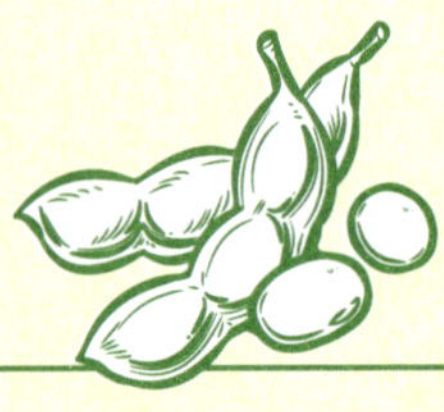

[性味] 性平，味甘
[歸經] 歸脾、大腸經
[烹調方式] 煮粥、打漿
[養生功效] 健脾利濕，清熱解毒

中醫認為，常吃黃豆可調理脾胃氣虛引起的氣血不足、消瘦等。營養學認為，黃豆富含大豆卵磷脂，是大腦的重要組成成分之一，所以多吃黃豆有助於預防阿茨海默症。而且，大豆中的植物固醇有降低血液膽固醇的作用，有降脂效果。

精選食譜

小米黃豆粥

保護心臟，防止血管硬化

材料： 小米100克，黃豆50克。

做法：
1. 小米淘洗乾淨；黃豆淘洗乾淨，用水浸泡4小時。
2. 鍋置火上，倒入適量清水燒沸，放入黃豆用大火煮沸後，改用小火煮至黃豆即將酥爛，再下入小米，用小火慢慢熬煮，至粥稠即可。

楊教授精選小偏方

香菜黃豆湯

香菜（又名芫荽）30克、黃豆10克洗淨。將黃豆放入鍋內，加適量水，煮15分鐘後，加入香菜同煮15分鐘。去渣喝湯，每天1劑，可改善風寒感冒引起的咳白痰。

哪些人適合吃黃豆

宜食人群：一般人都可食用。更適合血脂異常、動脈粥樣硬化、高血壓、冠心病、骨質疏鬆患者食用。

慎食人群：食積腹脹、腎衰竭患者慎食。

如何選購優質黃豆

宜選購顏色亮黃、顆粒飽滿、整齊均勻、無破瓣、有自然豆香味的黃豆。

養生吃法

1. 整粒的黃豆不利於消化和吸收，一次不宜食用過多。
2. 晚上吃太多黃豆容易因脹氣而影響睡眠，所以晚上最好別多吃。

營養配搭

- 黃豆＋小米＞保護心臟，調節血脂
- 黃豆＋排骨＞補鈣，強壯骨骼

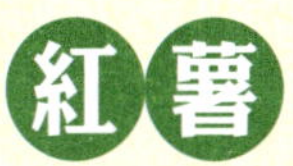

紅薯

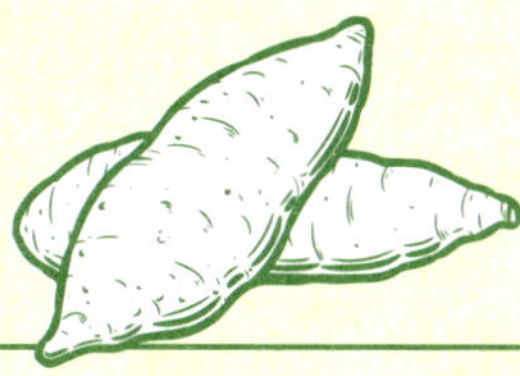

通便排毒 減肥瘦身

[性味] 性平，味甘
[歸經] 歸脾、胃、大腸經
[烹調方式] 蒸、烤、煮粥
[養生功效] 補中和血，健脾益胃，寬腸通便

中醫認為，紅薯有健脾胃、補虛益氣、潤腸通便等功效。現代醫學認為，紅薯所含的膳食纖維有利於腸胃健康，能增強腸道蠕動、通便排毒，尤其對老年性便秘有較好效果。

精選食譜

燉番茄紅薯
控血壓，護心臟

材料： 紅薯、梨、番茄各 100 克，楊梅 50 克。

做法：
1. 紅薯洗淨，去皮切塊；梨洗淨，去皮除核，切塊；番茄洗淨切塊；楊梅洗淨。
2. 鍋置火上，加適量清水，放入紅薯塊煮 15 分鐘，加入梨塊煮 5 分鐘，再加入番茄塊煮 5 分鐘，最後加入楊梅轉小火，煮 5 分鐘關火即可。

楊教授精選小偏方

紅薯湯

取紅薯 400 克、生薑 2 片、紅糖適量。將紅薯洗淨、去皮切塊，放入鍋中，加適量清水，煮至水開後煮 15 分鐘，加入生薑、紅糖，再煮 8 分鐘，吃紅薯喝湯，每日 1 次，可改善便秘。

哪些人適合吃紅薯

宜食人群：一般人都可食用。更適宜脾胃虧虛、習慣性便秘、月經不調、動脈粥樣硬化、結腸癌、冠心病患者食用。

慎食人群：胃反酸、胃灼熱者不宜食用。

如何選購優質黃豆

宜選購顏色亮黃、顆粒飽滿、整齊均勻、無破瓣、有自然豆香味的黃豆。

養生吃法

吃紅薯一定要蒸熟煮透，因為紅薯中的澱粉顆粒不經高溫破壞，難以消化，還會出現腹脹、胃灼熱、打嗝、反酸等不適，所以吃紅薯時一定要蒸熟煮透。

營養配搭

- 紅薯 + 大米 > 補益脾胃
- 紅薯 + 番茄 > 保持心血管通暢

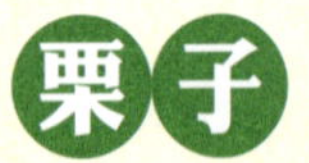

栗子

強筋健骨
補脾健胃

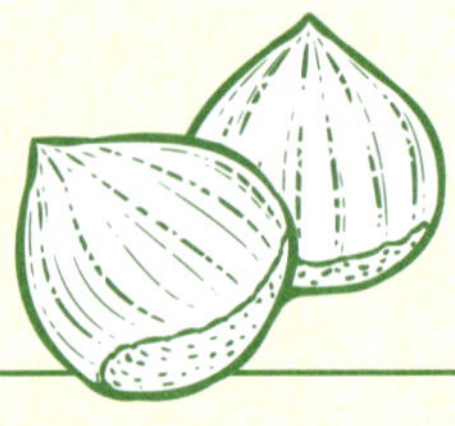

［性味］性溫，味甘、平
［歸經］歸脾、胃、腎經
［烹調方式］炒食、煮粥
［養生功效］益胃健脾，補腎強筋，活血止血

中醫認為，栗子有補脾健胃、補腎強筋、活血補血的功效，尤其適用於腎虛患者，對於腰膝酸軟、食慾缺乏、小便頻多、慢性腹瀉、早衰等症，有良好效果。醫家陶弘景稱栗子「主益氣，厚腸胃，補腎氣」。

精選食譜

栗子粥
補腎暖體

材料： 栗子 100 克，大米 120 克，冰糖適量。

做法： 1. 將栗子洗淨、切口，放入開水中煮 2~3 分鐘，剝去殼、膜，備用。
2. 鍋裏加水，放入大米，大火煮沸後改小火，加入栗子，至粥稠。再加入冰糖，待冰糖化開即可。

楊教授精選小偏方

五仁茶

花生仁、核桃仁、松子仁、栗子仁、薏米（薏苡仁）各 5 克，將備好的材料磨成粉，取適量用開水沖泡，代茶飲用。可潤腸通便。

哪些人適合吃栗子

宜食人群： 腎虧引起的尿頻、腎虛、骨質疏鬆者適宜食用。

慎食人群： 便秘者慎食。

如何選購優質栗子

先看外皮，凡是顏色鮮明，帶有自然光澤的品質較好；其次用手捏，捏上去感覺堅實、果肉飽滿者質優，如果果殼較空，表示果肉乾癟；再用手掰開看一下，外殼光亮不粘手，果肉不粘殼的是優質栗子。

養生吃法

由於栗子生吃難消化，熟食又容易滯氣，所以一次不宜多吃。

營養配搭

- 栗子 + 大米＞補腎，強筋骨
- 栗子 + 大棗＞脾腎雙補

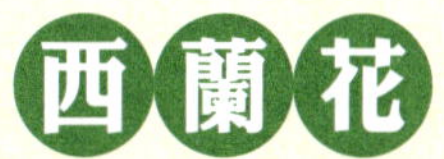

養護血管
防癌抗衰

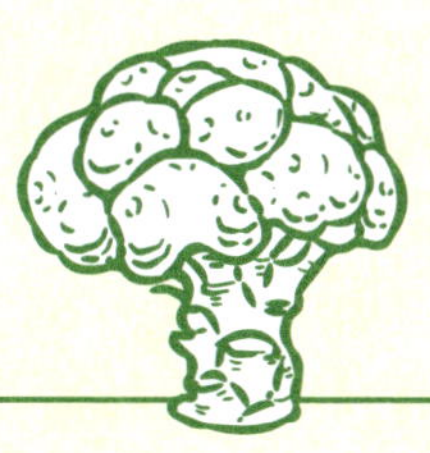

[性味] 性涼，味甘
[歸經] 歸腎、脾、胃經
[烹調方式] 炒食、涼拌
[養生功效] 保護血管，調控血壓

西蘭花中維他命C和葉綠素的含量都很高，具有抗氧化作用，可清除自由基，保護血管，有助於調控血壓。西蘭花的抗癌作用主要歸功於其含有的硫代葡萄糖苷，長期食用可降低乳腺癌、結直腸癌及胃癌等的發病率。

精選食譜

雙色菜花
養護血管

材料： 西蘭花、菜花各200克。
調料： 蒜片、鹽各適量。
做法： 1. 西蘭花和菜花洗淨，掰成小朵，放入開水鍋中焯水，撈出過涼備用。
2. 鍋中放油燒熱，加蒜片爆香，放入焯好的西蘭花和菜花，加鹽，翻炒均勻即可。

楊教授精選小偏方

西蘭花芹菜汁

取西蘭花和芹菜各100克，清洗乾淨後，放入榨汁機中攪打成汁後飲用，有護血管、控血壓的作用。

哪些人適合吃西蘭花

宜食人群： 脾胃虛弱者；消化功能不良者。

慎食人群： 對西蘭花過敏者慎食。

如果選購優質西蘭花

一看重量。用手掂量一下，如果比較重，說明西蘭花較新鮮。

二看切口。切口顏色嫩綠濕潤的是優質西蘭花。

養生吃法

西蘭花煮後顏色會變得更加鮮豔，但在焯燙西蘭花時，時間不宜太長，否則會失去脆感，營養也會大打折扣。

營養配搭

- 西蘭花 + 菜花 > 降低膽固醇
- 西蘭花 + 蝦仁 > 補鈣，保護血管

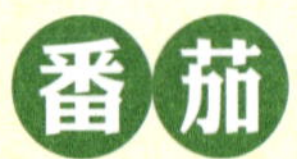

番茄

降脂降壓 美容護膚

[性味] 性微寒，味甘、酸
[歸經] 歸肝、脾、胃經
[烹調方式] 涼拌、炒食、煮湯
[養生功效] 養陰涼血，清熱生津

番茄中的鉀能排鈉，有利尿、降血壓的作用。番茄所含的蘆丁和番茄紅素，有利於調節血脂、保護血管。番茄中的維他命 C、番茄紅素有抗氧化、抗衰老的作用，常吃番茄可以美容護膚。

精選食譜

番茄雞蛋湯
控血壓，調節血脂

材料： 番茄 150 克，雞蛋 1 隻。
調料： 鹽、香油、香菜段各適量。
做法：
1. 雞蛋磕入碗中，打散成蛋液；番茄洗淨，去蒂，切小塊。
2. 鍋置火上，加入清水大火煮沸，放入番茄塊略煮，淋入蛋液攪勻，下入香菜段，淋香油，加鹽調味即可。

楊教授精選小偏方

番茄豬肝湯

番茄 100 克、豬肝 50 克煮湯食用，可用於肝血虛虧引起的視物模糊。

哪些人適合吃番茄

宜食人群：肥胖症、高膽固醇血症、前列腺癌患者。
慎食人群：脾胃虛寒者。

如何選購優質番茄

自然成熟的番茄外觀圓滑，捏起來很軟，蒂周圍有些綠色，子粒為土黃色，肉紅、沙瓤、多汁；催熟的番茄通體全紅，手感很硬，外觀呈多面體，子粒呈綠色或未長子，瓤內汁少。

養生吃法

在食用番茄時，可以根據番茄品種選擇烹調方法。紅色番茄，臍小肉厚，味道酸甜，汁多爽口，宜生食、炒熟，也可以榨汁；黃色番茄，果肉厚，肉質面沙，生食味淡，宜熟食。

營養配搭

- 番茄 + 雞蛋 > 控血壓，抗衰
- 番茄 + 蝦仁 > 養護血管

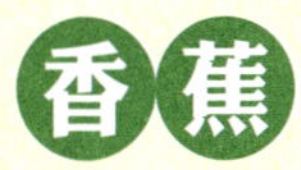

香蕉

潤腸通便 改善消化

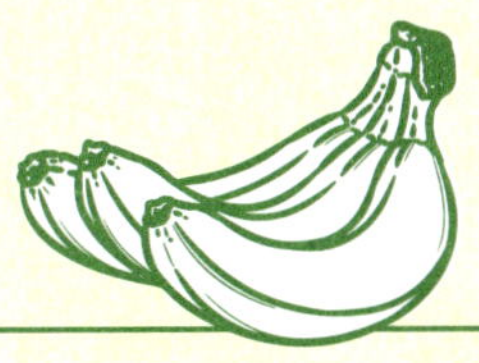

[性味] 性寒，味甘
[歸經] 歸肺、大腸經
[烹調方式] 熬粥、涼拌、榨汁
[養生功效] 清熱解毒，生津止渴，養陰潤肺，潤腸通便

香蕉富含可溶性膳食纖維，膳食纖維吸水膨脹後會使糞便體積增大，加速腸道蠕動以排便。

精選食譜

香蕉粥
潤腸通便

材料： 香蕉 1 隻，大米 60 克，冰糖 2 克。

做法：
1. 香蕉去皮，切小塊；大米洗淨。
2. 鍋置火上，加入適量清水煮沸，放入大米煮粥，待米熟時加入香蕉塊、冰糖，轉小火熬至冰糖化開即可。

楊教授精選小偏方

冰糖燉香蕉

香蕉 1 隻去皮，加適量冰糖，隔水燉熟。用於虛證便秘，也用於肺燥咳及咳嗽日久者。

哪些人適合吃香蕉

宜食人群： 脾虛便秘、上消化道潰瘍、痔瘡、咽乾喉痛、高血壓、冠心病及動脈粥樣硬化患者。

慎食人群： 香蕉鉀含量高，患有急慢性腎炎、腎功能不全者不宜多吃；糖尿病患者慎食。

如何選購優質香蕉

購買時選擇皮色鮮黃光亮，兩端略帶青色的為成熟度適中的香蕉。

養生吃法

香蕉除了含鉀量高外，碳水化合物的含量在水果中也屬較高的。所以香蕉比較適合在正餐中代替一部分主食或作為加餐食用。

營養配搭

- 香蕉 + 蘋果 > 促進消化，改善睡眠
- 香蕉 + 大米 > 清熱，通便

蘋果

促進排毒
養護腸胃

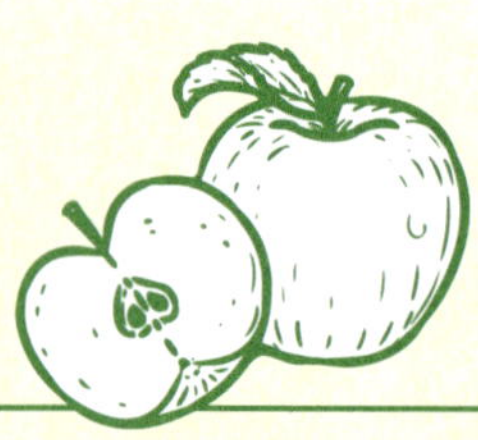

[性味] 性涼，味甘、微酸
[歸經] 歸脾、胃、肺經
[烹調方式] 煮湯、榨汁
[養生功效] 生津止渴，清熱除煩，潤肺止咳，益脾止瀉

蘋果中的膳食纖維能促進腸道蠕動，具有雙向調節作用，當大便乾結時，吃蘋果可軟化大便、緩解便秘。大便泄瀉時，蘋果中的果膠可吸收糞便中的水分，起到止瀉作用。

精選食譜

羊肉蘋果湯

促進腸胃運化

材料： 羊肉120克，蘋果100克，豌豆20克。

調料： 鹽、薑片各適量。

做法：
1. 羊肉洗淨，切塊；蘋果洗淨，去皮、去核，切塊。
2. 將羊肉塊、豌豆、薑片放入鍋內，加適量水大火煮沸，再放入蘋果塊，小火燉煮至熟，加鹽調味即可。

楊教授精選小偏方

蘋果山楂泥

蘋果洗淨後，去皮和核，取200克搗成泥狀，用10克山楂粉調勻後，分2次服用，可改善腹瀉。

哪些人適合吃蘋果

宜食人群：一般人群均可食用。

慎食人群：潰瘍性結腸炎患者及胃寒證患者慎食蘋果。

如何選購優質蘋果

蘋果應選擇外表堅實、色澤鮮明、表皮沒有脫水起皺的。

養生吃法

蘋果生吃可預防便秘，熟吃可以止瀉，可以蒸、煮、燉、煲湯。

營養配搭

- 蘋果＋羊肉＞和胃止瀉
- 蘋果＋銀耳＞潤肺止咳

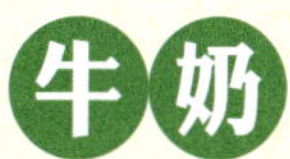

牛奶

強健骨骼 補充蛋白質

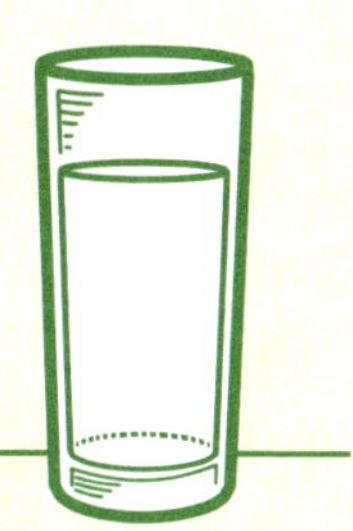

[性味] 性平，味甘
[歸經] 歸心、肺、胃經
[烹調方式] 煮粥、打汁
[養生功效] 強健骨骼，補充優質蛋白

牛奶含有豐富的鈣，每天攝入足夠的奶及奶制品，對於預防骨質疏鬆具有重要作用。

精選食譜

牛汁燉菜

消食健胃，生津止渴

材料： 西蘭花200克，牛奶300克，蘑菇50克。

調料： 鹽、澱粉各適量。

做法：
1. 西蘭花洗淨，掰成小朵，放入沸水中焯一下撈出；蘑菇洗淨去蒂，切片。
2. 加適量水燒開後，下蘑菇、菜花，加入牛奶，轉小火燉片刻，加鹽調味，加澱粉勾芡即可。

楊教授精選小偏方

牛奶大棗粥

牛奶500克，大棗25克，大米100克，一起煮粥食用。可補氣血、健脾胃，適用於過勞體虛、血氣不足等症狀。

哪些人適合喝牛奶

宜食人群： 高血壓、骨質疏鬆患者。
慎食人群： 乳糖不耐受者；脾胃寒涼者。

養生吃法

喝涼牛奶會刺激腸道，可能引起輕度腹瀉，可加熱後再飲用。

營養配搭

- 牛奶 + 蜂蜜 > 調節免疫力
- 牛奶 + 油菜 > 營養互補

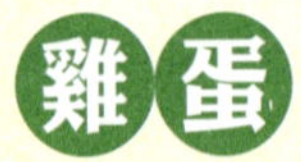

雞蛋

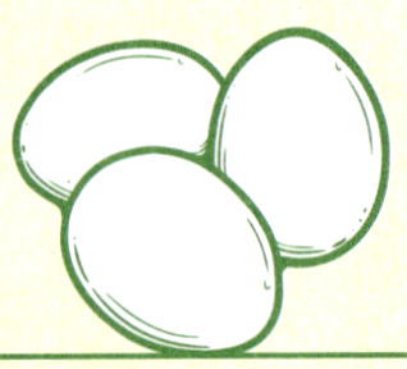

健腦 改善記憶力

[性味] 性平，味甘
[歸經] 歸肺、脾、胃經
[烹調方式] 蒸、炒食、煮湯
[養生功效] 益精補氣，滋陰養血

雞蛋富含蛋白質、B族維他命、卵磷脂，有助於調節代謝，改善血液循環和血壓狀態。雞蛋對促進生長發育和維持神經系統功能具有重要意義。雞蛋中大部分礦物質、維他命、卵磷脂集中在蛋黃，所以吃雞蛋不要捨棄蛋黃。

精選食譜

鮮蝦蒸蛋

健腦，補充優質蛋白

材料： 雞蛋1隻，鮮蝦2隻。
調料： 香油、鹽、香蔥末各適量。
做法：
1. 鮮蝦處理乾淨，取蝦仁；雞蛋打散，加鹽、溫水，攪拌均勻。
2. 在容器內壁上均勻地抹上一層香油，把蛋液倒進容器裏，放入鍋中隔水蒸至七八成熟時，加入蝦仁一起蒸熟，撒上香蔥末，淋上香油即可。

楊教授精選小偏方

蒸糖蛋

雞蛋1隻打散，加1勺白糖，上鍋蒸熟即可。可養陰清熱、潤燥止咳，對風熱感冒引起的乾咳少痰效果好。

哪些人適合吃雞蛋

宜食人群：病後虛弱者；營養不良者。
慎食人群：腎臟病患者。

如何選購優質雞蛋

看外觀：新鮮雞蛋的蛋殼比較粗糙，無光澤，殼上附帶一層霜狀粉末，陳蛋蛋殼則十分光滑。

搖晃一下：把雞蛋拿起輕輕搖晃，新鮮雞蛋無晃動感，劣質雞蛋有晃蕩聲。

養生吃法

雞蛋最好選擇煮食、蒸食、做湯等健康烹飪方式，慎用煎、油炸等方式。雞蛋吸油率高達43%，比茄子還吸油。

營養配搭

- 雞蛋＋香椿＞益腎開胃
- 雞蛋＋蝦仁＞保護心血管

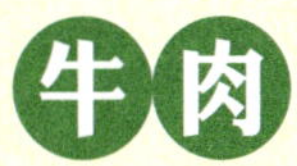

牛肉

強健骨骼 補養脾胃

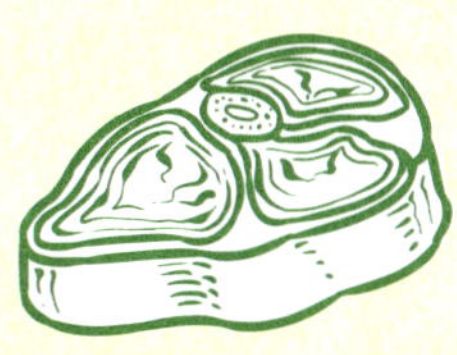

[性味] 性平，味甘
[歸經] 歸脾、胃經
[烹調方式] 燉煮、炒食
[養生功效] 補脾胃，強筋骨

中醫學認為，吃牛肉可以補脾胃，益氣血，強筋骨。營養學認為，牛肉是高蛋白食物，富含氨基酸、B族維他命及鈣、鐵、鉀等，有補血、調節人體免疫力的作用。

精選食譜

大麥牛肉粥

健脾胃，強筋骨

材料： 大麥75克，牛肉50克，胡蘿蔔25克。

調料： 薑末、鹽各適量。

做法：
1. 大麥洗淨，用水浸泡1小時；牛肉洗淨，切末；胡蘿蔔洗淨，去皮，切丁。
2. 鍋置火上，倒入適量清水燒沸，放入大麥煮沸，轉小火熬煮，粥將熟時加胡蘿蔔丁，熬煮5分鐘後再加入牛肉末、薑末，煮至粥稠時加鹽調味即可。

楊教授精選小偏方

蠶豆煮牛肉

牛肉150克洗淨、切片，蠶豆100克洗淨，二者放入鍋中加水煮至爛熟，然後加鹽調味，每日佐餐食用。可改善營養不良引起的水腫。

哪些人適合吃牛肉

宜食人群：一般人都可食用。更適宜中氣不足、氣血兩虧、面色蒼白、氣短乏力、腰膝酸軟者食用。

慎食人群：腎炎患者不可多食，以免加重腎臟負擔。

如何選購優質牛肉

牛肉的顏色一般呈棕紅色或暗紅色，脂肪為白色或淡黃色，肌肉纖維較粗，肌肉間無脂肪夾雜。

養生吃法

牛肉肌纖維較粗，不易燉爛，加少量山楂，可加速燉熟。

營養配搭

- 牛肉＋山藥>健脾益氣，調節免疫力
- 牛肉＋大麥>健脾胃，減輕疲勞

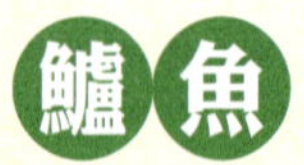

鱸魚

保護心臟 健脾補氣

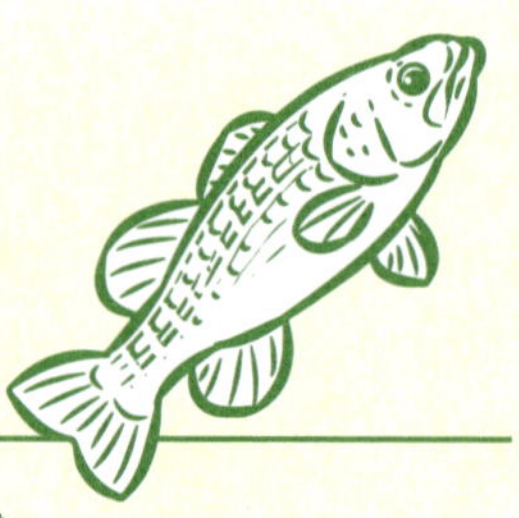

[性味] 性平，味甘
[歸經] 歸脾、胃、肝、腎經
[烹調方式] 清蒸、燉煮
[養生功效] 益脾胃，補肝腎

楊教授精選小偏方

鱸魚五味子湯

鱸魚 1 條，五味子 10 克，水煎煮。主治脾虛乏力、失眠健忘。

精選食譜

鱸魚燉山藥
養護心血管

材料： 鱸魚 1 條，山藥 100 克，枸杞子 10 克。

調料： 鹽適量。

做法：
1. 山藥洗淨，去皮，切塊；枸杞子洗淨；鱸魚治淨，魚頭、魚骨、魚肉分離，魚肉切片。
2. 鍋內放油燒熱，入魚頭、魚骨翻炒，倒入開水，入山藥塊、魚片，大火燒開燉至湯呈奶白色，放入枸杞子，加鹽調味即可。

中醫學認為，鱸魚具有益脾胃、補肝腎、止咳痰的作用，對肝腎不足、脾胃虛弱有很好的補益作用。營養學認為，鱸魚含有豐富的 ω-3 脂肪酸，可以幫助降低心血管疾病的風險，保護心臟健康。

哪些人適合吃鱸魚

宜食人群： 老年人、發育期的青少年兒童、脾胃功能較差的人。

慎食人群： 痛風、皮膚病患者。

如何選購新鮮鱸魚

應挑選鰓呈鮮紅色，魚鱗無脱落，魚體富有彈性，魚眼清澈透明的鱸魚。

養生吃法

鱸魚加白蘿蔔熬湯，能夠強健脾胃，止咳化痰。

營養配搭

- 鱸魚 + 香菇 > 肺腎同補
- 鱸魚 + 山藥 > 潤肺止咳

古方今用——
老祖宗傳給我們的長壽藥膳方

當歸生薑羊肉湯

驅寒暖陽的滋補佳品

張仲景的經典名著《金匱要略》中，有一款溫補藥膳——當歸生薑羊肉湯，適合四肢冰涼、怕冷、肚子經常寒痛、受涼腹瀉等陽虛症狀的人食用。

《金匱要略》原方

寒疝，腹中痛及脅痛裏急者，當歸生薑羊肉湯主之。

當歸生薑羊肉湯

當歸三兩，生薑五兩，羊肉一斤。上三味，以水八升，煮取三升，溫服七合，日三服。

古方今用

當歸生薑羊肉湯

祛寒暖宮，改善四肢冰涼

材料： 羊瘦肉 250 克，當歸 10 克，生薑片 20 克。

調料： 鹽適量。

做法：
1. 羊瘦肉洗淨，切塊，放入沸水中焯燙去血水；當歸洗淨。
2. 鍋置火上，倒油燒至七成熱，炒香薑片，放入羊肉塊、當歸翻炒均勻，倒入適量清水，大火燒開後轉小火煮至羊肉爛熟，加鹽調味即可。

功效解讀

該方中，當歸是中醫常用的補血藥，有活血養血、補血的功效；生薑可以溫中散寒，發汗解表；羊肉能溫中補虛，補血助陽。三者合用，具有溫中補血、除寒止痛的作用。

宜忌人群

1. 適用於長期工作勞累、精神緊張或長期處於陰冷潮濕之地，導致疲倦乏力、惡風怕冷、頭暈失眠、容易感冒、面色蒼白者。
2. 患有皮膚病、過敏性哮喘的人要謹慎食用此湯；風熱感冒，發熱咽喉疼痛者，不宜服用此湯。

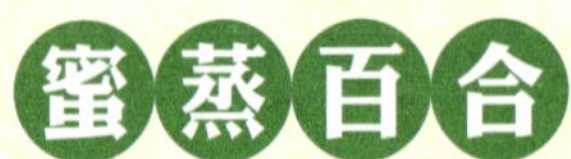

蜜蒸百合

滋補肺陰，止咳

《太平聖惠方》中有一款調理肺陰燥咳的方子——蜜蒸百合。該方有益氣、潤燥、止咳、平喘的作用。

《太平聖惠方》原方

治肺臟壅熱煩悶

新百合四兩，用蜜半盞，拌和百合，蒸令軟，時時含如棗大，咽津。

古方今用

蜜蒸百合

滋陰潤燥，止咳

材料： 鮮百合100克，蜂蜜30克。

做法： 1. 百合洗淨切碎，加入蜂蜜攪拌均勻。

2. 將混合後的百合蜂蜜放入容器中，隔水蒸熟即可。

用法： 隨時含服，慢慢吞咽。

功效解讀

本方所治之證為肺陰不足所致，主要症狀表現為：乾咳或燥咳、咳而無痰或少痰、胸中煩悶、咽乾、唇乾、大便乾結、舌尖紅、苔少、脈細數等。調理宜滋陰潤燥、補肺陰。方中百合可養陰潤肺、清心安神。方中蜂蜜性平，味甘，歸肺、脾、大腸經，可補中、潤燥。二者配搭，潤肺止咳功效更好。

宜忌人群

1. 由於本方性寒，凡是風寒咳嗽、體質虛寒者不宜食用。
2. 未滿1歲的嬰兒不宜食用。
3. 濕阻中焦的脘腹脹滿、苔厚膩者不宜食用。
4. 糖尿病患者不宜食用。
5. 便溏或泄瀉者不宜食用。

中藥小檔案

藥名：百合
性味：性寒，味甘
歸經：歸心、肺經
功效：養陰潤肺、清心安神

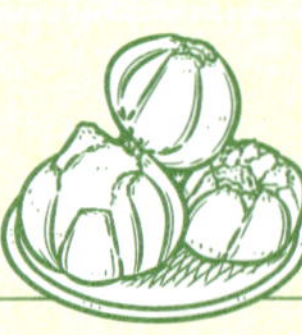

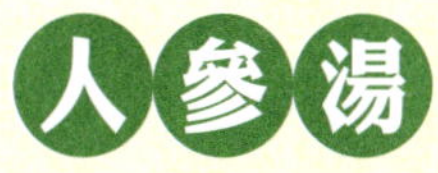

人參湯

順氣開胃，生津止渴

《飲膳正要》中有一款順氣、止渴生津的方子——人參湯，該方有讓人心情暢快、行氣化瘀的作用。

《飲膳正要》原方

新羅參（四兩，去蘆，銼），橘皮（一兩，去白），紫蘇葉（二兩），沙糖（一斤）。

上件，用水二斗，熬至一斗，去滓，澄清，任意飲之。

古方今用

人參湯

行氣活血，調補陰陽

材料： 人參 10 克，陳皮 3 克，紫蘇葉 5 克，紅糖 20 克。

做法： 1. 人參、陳皮、紫蘇葉洗淨。

2. 鍋內加水，放入全部材料。

3. 大火煮至滾開後，小火煮約 2 小時即可。

用法： 飲服，每週 2~3 次。

功效解讀

陳皮和紫蘇葉都為辛溫，而且都入肺經，陳皮理氣和中，紫蘇行氣和胃。人參作為君藥，主要作用是補氣生津，給行氣活血提供基礎。同時，人參養陰，可以止渴生津。紅糖可以調補陽氣，禦寒保暖。如果經常出現手腳冰涼、腸胃不適、怕冷、關節疼痛等情況，可服用這款人參湯。

宜忌人群

1. 感冒發熱時不宜服用。
2. 氣喘、喉嚨乾燥不宜服用。
3. 濕熱所引起的浮腫忌服。
4. 失眠多夢及心情煩躁患者不建議服用。

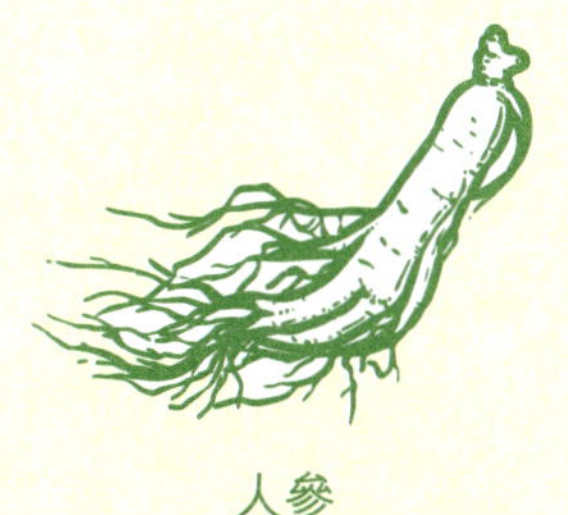

人參

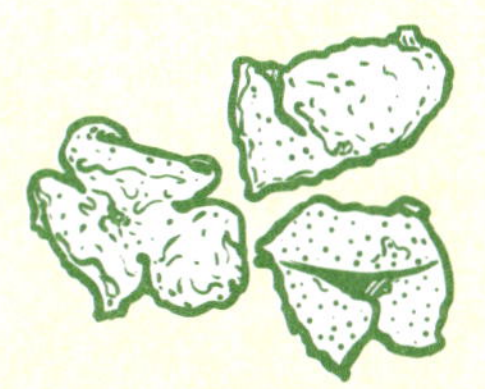

陳皮

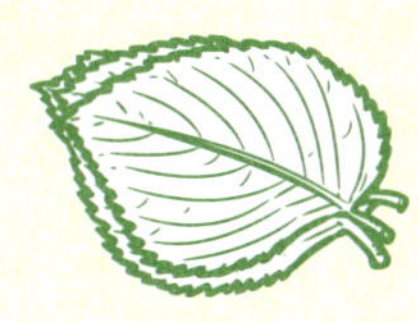

紫蘇葉

扁鵲三豆飲

清熱解毒，防暑

根據《本草綱目》記載，扁鵲三豆飲由綠豆、紅豆、黑豆、甘草組成，可以清熱解毒、活血祛風。

《本草綱目》原方

扁鵲三豆飲，治天行痘瘡。預服此飲，疏解熱毒，縱出亦少：用綠豆、赤小豆、黑大豆各一升，甘草節二兩，以水八升，煮極熟。任意食豆飲汁，七日乃止。

古方今用

扁鵲三豆飲

清熱解毒，生津止渴

材料： 紅豆（赤小豆）、綠豆、黑豆各20克，冰糖適量。

做法： 1. 將三種豆洗淨，用水浸泡30~60分鐘。

2. 將三種豆及泡豆的水放入砂鍋，加適量水，大火燒開後轉小火煮至豆爛，加冰糖煮到化開即可。

用法： 連豆帶湯服用。

功效解讀

紅豆養肝血、去心火、健脾除濕；綠豆清心火，善於解濕熱之毒。身體濕熱造成的腹瀉、尿黃，尤其是夏天，都可以用綠豆。黑豆色黑入腎，長得樣子也像腎，所以又被稱為腎豆、腎之穀。所以，黑豆有補益腎精的作用。腎虛腰痛、風濕腰痛者都可以用黑豆煮水喝。黑豆最善於調理虛火，比如熬夜長了痤瘡，多為虛火所致，吃黑豆就有效。

宜忌人群

1. 正常可一週喝2~3次扁鵲三豆飲。
2. 扁鵲三豆飲的屬性寒涼，過量或長期攝入可能導致腹瀉、腹痛等症狀。
3. 脾胃虛寒、消化性潰瘍、易過敏者、嬰幼兒、孕婦、老年人等不建議飲用。

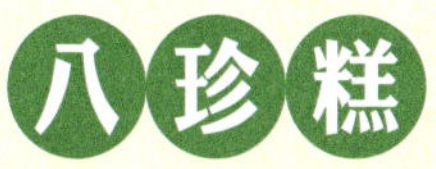

八珍糕

調補脾胃氣血

八珍糕首見於明代醫書《外科正宗》之「八仙糕」。據說長壽皇帝乾隆特別喜歡吃一種糕點，名為八珍糕。據清宮醫案記載，乾隆從50歲左右開始食用八珍糕，直至終老，以此來補氣健脾，足見其對八珍糕的重視和鍾愛。

功效解讀

八珍糕根據「八仙糕」配方加減運用，八珍糕因含有山藥、茯苓、白扁豆、蓮子等八味藥材而得名，這些藥材都有補益脾胃的作用，非常適合於飲食不規律、脾胃虛弱、氣血不足的人食用。其中，人參健脾益氣，茯苓健脾利濕，白術補氣健脾，白扁豆健脾化濕，山藥補脾益肺，蓮子補脾益腎，芡實健脾止瀉，薏米健脾除濕。

宜忌人群

1. 孕婦不宜食用。
2. 糖尿病患者不宜食用。
3. 陰虛火旺者不宜食用。
4. 對其中食材過敏者不宜食用。
5. 有外感病時停食，療愈之後可以繼續食用。

《外科正宗》原方

治癰疽脾胃虛弱，精神短少，飲食無味，食不作饑，及平常無病、久病但脾虛食少、嘔泄者並炒。

人參、山藥、茯苓、芡實、蓮肉各六兩，糯米三升，粳米七升，白糖霜二斤半，白蜜一斤。

古方今用

八珍糕

調理脾胃，改善血虛

材料： 人參5克，茯苓、白術、白扁豆、山藥、蓮子、芡實、薏米各40克，大米粉、糯米粉各100克，白糖適量。

做法： 將人參、茯苓、白術、白扁豆、山藥、蓮子、芡實、薏米8種原料碾碎，與大米粉、糯米粉、白糖攪拌均勻，蒸成糕餅即可。

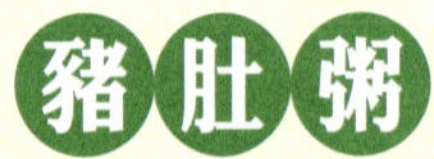

豬肚粥

強健脾胃，助消化

豬肚粥出自清代醫家曹庭棟的名著《老老恒言》，豬肚即豬胃，有補虛損、健脾胃的功效，適用於氣血虛損、身體瘦弱者食用。

功效解讀

中醫認為，豬肚性微溫，味甘，歸脾、胃經，有補虛損、健脾胃、消食積之功。食用動物內臟可以「以臟補臟，以形治形」。同大米煮粥服用，可增強豬肚補益之力，對脾胃虧虛、中氣下陷所致的胃下垂等療效甚佳。平時脾胃虛弱者，經常吃點豬肚粥，也有益處。

宜忌人群

有濕熱痰滯內蘊、感冒者不宜食用。

《老老恒言》原方

治消渴飲水，用雄豬肚，煮取濃汁，加豉作粥。按兼補虛損、止暴痢，消積聚。

古方今用

豬肚粥
健脾益氣

材料： 熟豬肚、大米各100克。

調料： 蔥花、薑末、鹽各適量。

做法：
1. 熟豬肚切絲;大米洗淨，浸泡30分鐘。
2. 鍋內加適量水，燒開後，將大米和豬肚一同放進鍋中，煮至粥熟後，放人蔥花、薑末、鹽，再煮一二沸即可。

用法： 每週吃4~5次。

養生小錦囊

《老老恒言》

《老老恒言》為清代著名養生學家、文學家曹庭棟所着，是匯集清代以前各家養生思想，並結合作者自身的體會，總結而成的養生學專著。書中始終貫穿「道貴自然」的思想，主張養生應順應自然、天人合一。

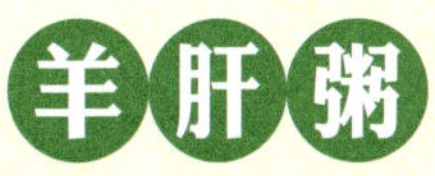

羊肝粥

補肝明目

羊肝性涼，味甘、苦，歸肝經，《多能鄙事》中記載了羊肝的食療方。

功效解讀

羊肝有益血、補肝、明目的功效。可用於調理肝血不足導致的夜盲、視物昏花等。

宜忌人群

血脂異常、尿酸高者慎用。

古方今用

羊肝粥

養血明目

材料：羊肝、大米各100克。

調料：蔥花、薑末、花椒粉、鹽各適量。

做法：

1. 羊肝洗淨，切片；大米洗淨，浸泡30分鐘。
2. 鍋中加水燒開，放大米煮軟，再放入羊肝片煮5分鐘。
3. 待熟時加蔥花、薑末、花椒粉、鹽，再煮一二沸即可。

《多能鄙事》原方

治目不能遠視。羊肝碎切，加韭子炒研，煎汁下米煮。按：兼治肝風虛熱目赤，及病後失明。

養生小錦囊

中醫的「以臟補臟」理論

中醫的「以臟補臟」是指用動物的臟器來補人體相應的臟腑器官，或調理人體相應臟腑器官的病變，又稱以形治形、以形補形等。如用豬心來養心安神；用豬肝、羊肝來補肝明目；用豬腎來補腎益腎等。

第七章

人體自帶「長壽藥」，按按捏捏活得長

經絡和穴位：人體自帶的「長壽藥」

打通經絡 小病小痛不打攪

經絡的概念，最早出現於中國第一部醫學巨著《黃帝內經》中。經絡是經脈和絡脈的總稱，古人發現人體上有一些縱貫全身的路線，稱之為經脈；又發現這些大乾線上有一些分枝，在分枝上又有更細小的分枝，古人稱這些分枝為絡脈。

運行氣血是經絡的主要作用

中醫認為，經絡是運行氣血、聯繫臟腑和體表及全身各部的通道，是人體功能的調控系統。氣血是人體生命活動的物質基礎，必須通過經絡才能輸布周身，以溫養濡潤各臟腑、組織和器官，維持身體的正常生理功能。

十二經脈則是經絡的主乾，它們「內屬臟腑，外絡於肢節」。由於十二經脈是經絡系統的主體，所以稱其為「正經」。

十二經脈循行順序

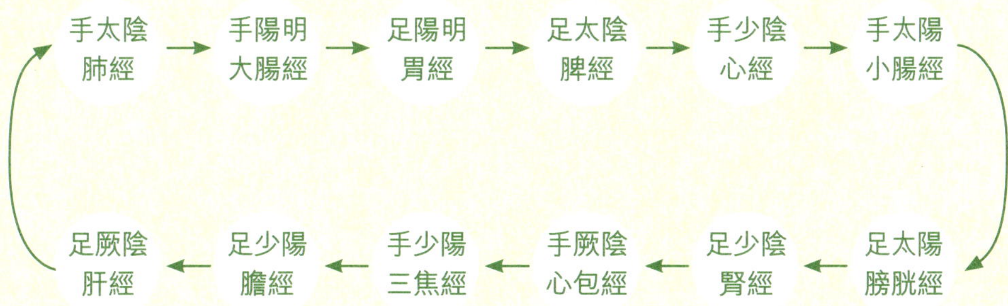

按這些穴位就能補氣、養血、強身

經絡就像一條條鐵路線，內連五臟六腑，外連四肢百骸，穴位是這些鐵路線上的一個個車站，它們的主要作用是為列車加油，增加動力。而氣血則是列車上裝載的貨物。在人體的諸多穴位中，有許多補氣養血的穴位。

平時在這些穴位上揉揉按按，或有針對性地做艾灸、刮痧、拔罐理療，能補益氣血，或調治因氣血虧虛引發的各種疾病。

補氣穴位	補血穴位
氣海穴	血海穴
中脘穴	天樞穴
膻中穴	三陰交穴
湧泉穴	下關穴
百會穴	百會穴
關元穴、足三里穴	

常按保健特區，養護氣血不衰

在人體的耳朵、手部、足部，都有臟腑對應的反射區，經常按摩這些反射區，也可以起到調節臟腑氣血、平衡身體陰陽、防治疾病的目的。

耳部按摩

原理：

腎主藏精，開竅於耳，經常按摩耳部可以起到健腎養身的作用，可疏通全身氣血，延年益壽。

按摩方法：

將手掌按在耳朵上，稍稍用力，做順時針或逆時針半圓周旋轉。

手部按摩

原理：

手部是臟腑經脈的經過之處，與人體的五臟六腑、四肢百骸息息相關。適當動下手，就能疏經活絡、養護臟腑，更能益氣養血。

按摩方法：

十指張開，用力拍手掌。

足部按摩

原理：

足部連接全身各器官，保證足部血液暢通是身體健康的有效保證。

按摩方法：

雙手食指、中指、無名指三指平行交替按摩雙足湧泉穴各 50 次。

疏通任督二脈

調理全身陰陽

我們的身體上除了十二經脈之外，還有任脈和督脈，簡稱任督二脈。其中任脈統調全身之陰、督脈總督一身之陽，疏通任督二脈，可以調理周身陰陽，對養生長壽有益處。

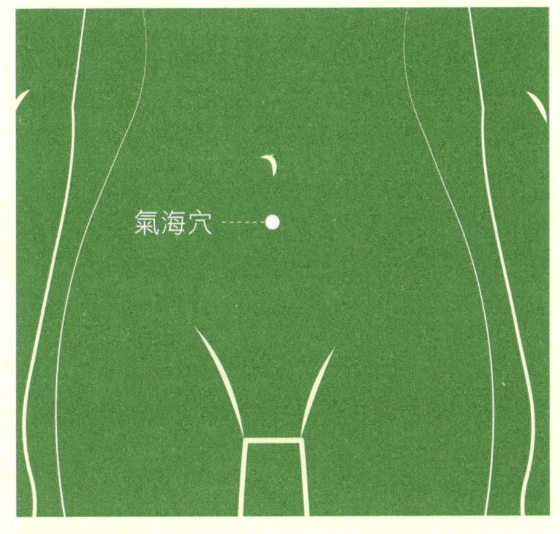

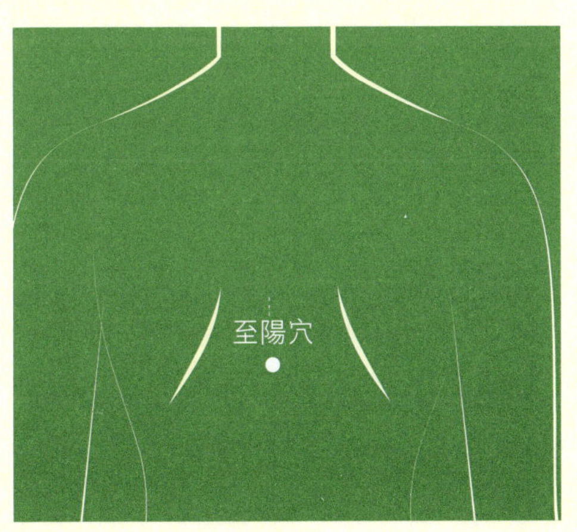

任脈，陰脈之海

任脈是陰脈之海，可以調節經血、津液，和女性的月經、妊娠等功能有關。氣海穴是任脈上的養生保健穴位，是元氣聚藏之處，是補氣的要穴。

快速取穴： 在下腹部，前正中線上，臍中下 1.5 寸。

按摩方法： 用拇指指腹按揉氣海穴 50~100 次。

主治功效： 補元氣，可調理月經不調、痛經、腹瀉、消化不良等。

督脈，陽脈之海

督脈是陽脈之海，為人體奇經八脈之一，與陽經關係密切，可調節全身的陽氣，反映腦、腎、髓的功能。督脈是人體陽氣最盛的一條經絡，而至陽穴是督脈上陽氣最盛的地方。至陽穴能夠激發督脈的精氣，使督脈的經絡更加暢通。

快速取穴： 在背部脊柱區後正中線上，第七胸椎棘突下凹陷中。

按摩方法： 用拇指指腹按揉至陽穴 50~100 次。

主治功效： 可為身體補充陽氣，緩解腰背疼痛、咳嗽、氣喘等症。

刺激穴位

為甚麼能養生祛病

疏通經脈的「交警」

如果把經脈比作國道，絡脈就是國道之外的其他道路，而穴位則是各條國道交叉的十字路口。按摩、針灸、刮痧、拔罐等理療手段，就是疏通道路的「交警」。

通常情況下，車輛和行人遵守秩序，十字路口就不會擁堵，道路自然會暢通無阻。人體也一樣，五臟六腑相生相剋，維持動態平衡，經脈暢通，人體自然就健康。

但是如果臟腑出現病變，經脈不暢，相當於十字路口出現擁堵，身體就會出現各種不適症狀。這時，可以通過按摩、針灸、刮痧、拔罐等手段來刺激穴位，疏通經脈，以促進疾病痊癒。

有的病按按穴位就能好

心動過速或過慢，按揉心包經上的內關穴 2~3 分鐘，即可使心跳恢復正常。生氣時，肝氣鬱結不散，按揉肝經的太沖穴 3~5 分鐘，胸悶就會得到緩解。另外，如果能夠持之以恒地按揉太沖穴，還可以起到預防乳腺增生、乳腺癌等疾病的功效。

有的病可以快速治癒，有的病治癒起來則速度較慢。之所以會有此差別，原因很簡單，病情輕，治癒快；病情重，則治癒慢。

穴位治病的原理很簡單，就是將擁堵的經脈打通。經脈通了，氣血自然就暢通了，氣血暢通了，疾病自然也就痊癒了。

此外，經脈和穴位並非只是為了治病而存在，如能長期按揉或敲打自身的經脈和穴位，便可促使氣血運行暢通，預防經絡堵塞病變，最終達到延緩衰老、延年益壽的目的。

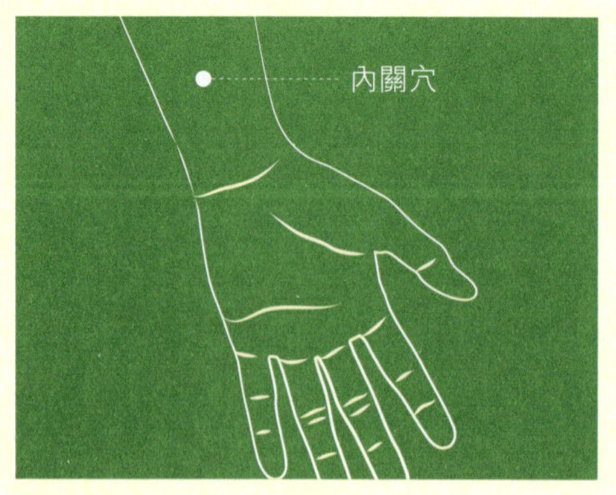

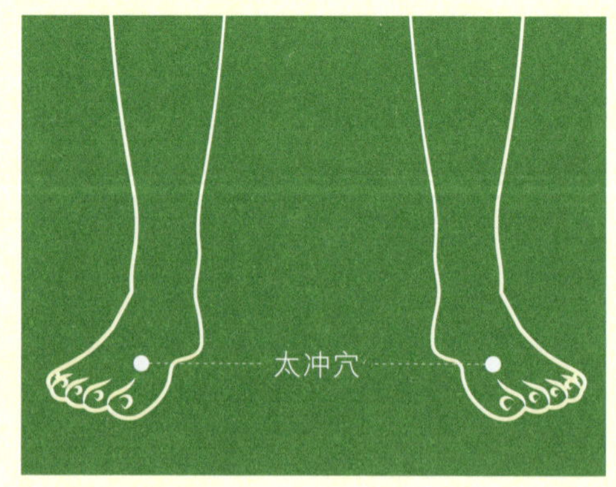

巧妙找穴
防病祛病

中醫的四大神奇保健法：按摩、艾灸、刮痧、拔罐，通過刺激穴位達到保健養生、防病祛病的功效。所以，掌握常用的取穴方法很有必要。

體表標誌取穴法

體表標誌取穴法是以人體解剖學的各種體表標誌為依據來確定腧穴位置的方法，又稱自然標誌定位法，可分為以下兩種。

固定的標誌

指人體固有的解剖標誌，如各部位由骨節、肌肉所形成的凸起、凹陷及五官輪廓、髮際、指甲、乳頭、肚臍等，是在自然姿勢下可見的標誌，可以借助這些標誌確定腧穴的位置。如以腓骨小頭為標誌，在其前下方凹陷中定陽陵泉穴；以足內踝尖為標誌，在其上 3 寸，脛骨內側緣後方定三陰交穴；以眉頭定攢竹穴；以臍為標誌，臍中即為神闕穴，其旁開 2 寸定天樞穴等。

活動的標誌

指各部的關節、肌肉、肌腱、皮膚隨着活動而出現的空隙、凹陷、皺紋、尖端等，是在活動姿勢下才會出現的標誌，據此亦可確定腧穴的位置。如在耳屏與下頜關節之間，微張口呈凹陷處取聽宮穴；下頜角前上方約 1 橫指當咬肌隆起、按之凹陷處取頰車穴等。

手指同身寸取穴法

手指同身寸取穴法也叫「手指比量法」，即用按摩對象本人的手指為測量工具來量取穴位，分為以下 3 種。

中指同身寸法

以中指中節屈曲時內側兩端紋頭之間的寬度作為 1 寸，可用於四肢取穴和背部取穴。

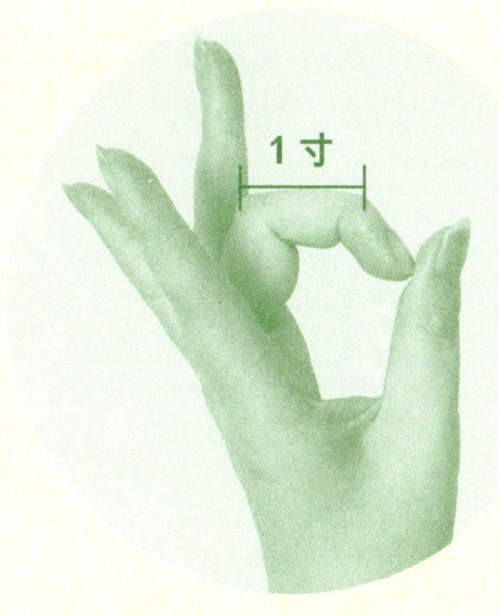

拇指同身寸法

以拇指指間關節的橫向寬度作為 1 寸，適用於四肢取穴。

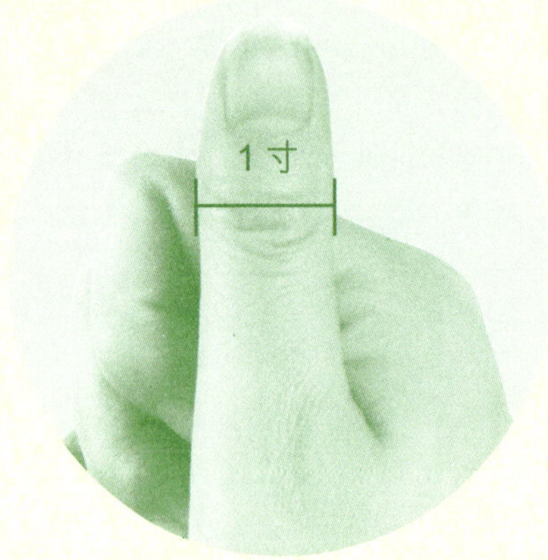

橫指同身寸法

將食指、中指、無名指、小指併攏，以中指中節橫紋處為准，畫一條水平線，橫向寬度為 3 寸。食指和中指中節的側面橫紋之間的寬度為 1.5 寸，適用於頭、軀乾、四肢取穴。

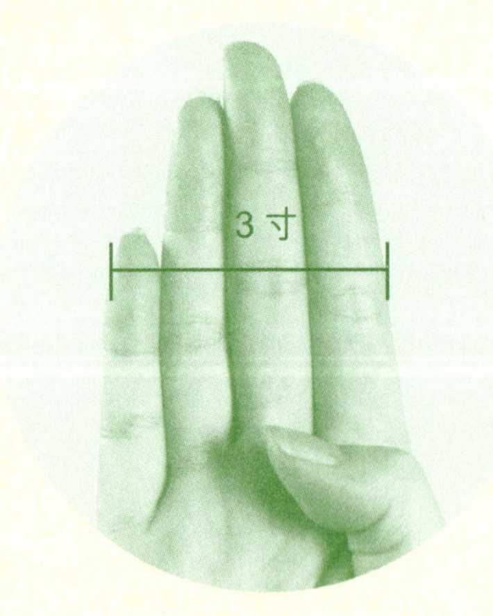

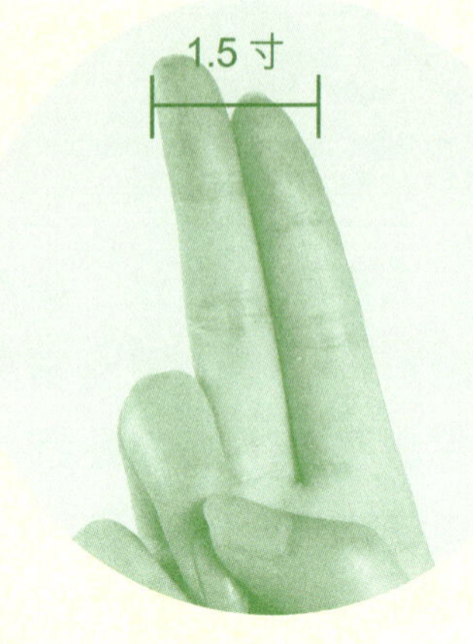

簡易取穴法

簡易取穴法用於某些特定穴位，如雙手下垂中指指端取風市穴；兩耳尖直上連線中點取百會穴；手握半拳，中指指尖切壓在掌心的第二橫紋上取勞宮穴。

骨度分寸定位法

骨度分寸定位法始於《黃帝內經・靈樞・骨度》，是利用人體的骨節作為標誌，將兩骨節之間的長度折量為一定的分寸，用作確定穴位位置的方法。不論男女、老少、高矮、胖瘦，均可按一定的骨度分寸在其自身上測量。

10大穴位強體質、防百病、延壽命

健腦益智，養護心腦血管

功效主治：通一身陽氣，改善頭痛、頭暈、記憶力減退等問題。

呵護腦健康，就找百會穴

百會穴位於巔頂部，內應於腦。腦又稱為「髓海」，主持人體各種日常活動及五臟六腑的協調，所以對於臨床中的腦部疾患，如高血壓眩暈、健忘、心神不定、大腦發育不全等，都可以通過刺激百會穴來調治。

百會穴還可以改善一個人的精神面貌。例如，對於因年老體衰或體質虛弱導致的健忘，可以百會穴為主，配合足三里穴、四神聰穴等進行按摩調理，有較好的效果。

常按百會穴，防治脫髮

百會穴為人體百脈聚集處，每天按揉百會穴，可以改善局部血液循環，給頭髮增加營養，有助於防治脫髮。

簡易取穴

正坐，兩耳尖與頭正中線交匯處，按壓有凹陷處即是百會穴。

保養方法：按揉百會穴

用一隻手食指、中指、無名指按頭頂，用中指按揉百會穴，其他兩指輔助，順時針轉 36 圈。可健腦益智，改善腦部血液循環。

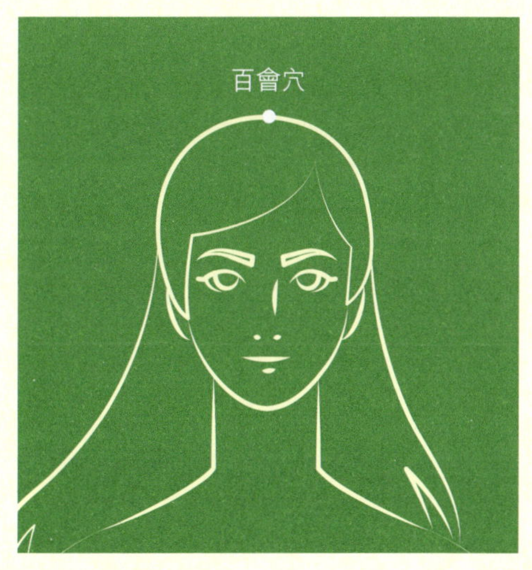

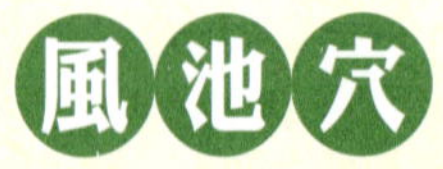

風池穴

不讓虛邪賊風侵入

功效主治：疏風清熱、鎮靜熄風、通竅明目、通經活絡，可調理各種頭痛。

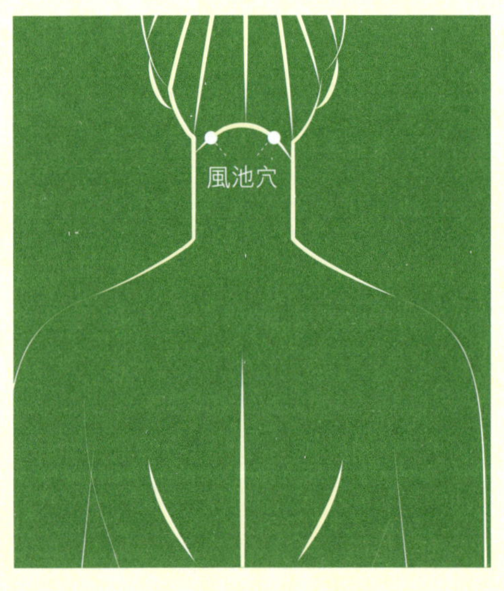

風池穴是常用的祛風要穴

風池穴具有祛風解表、清熱發散的功效。風池穴為足少陽膽經與陽維脈之會，陽維脈主一身之表。所以風池穴可以調理傷寒汗不出、因外感風寒或風熱所致的頭痛、發熱、鼻塞、頭項強痛等表證。

風池穴具有聰耳明目，利五官七竅的功效，可以用於調治耳鳴、近視、目赤腫痛、迎風流淚、面腫等症。

常按風池穴，對偏頭痛有明顯的效果

刺激風池穴可以糾正神經功能紊亂，因此可以恢復神經功能，調節神經反射，緩解偏頭痛症狀。

簡易取穴

在頸後，枕骨之下，胸鎖乳突肌上端與斜方肌上端之間的凹陷處。

保養方法：點揉風池穴

用食指指腹點揉風池穴 50~100 次。

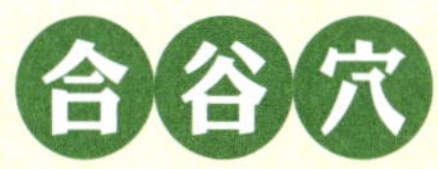

合谷穴

預防感冒和中風

功效主治：疏風解表、通經活絡、鎮靜止痛，治頭、面各症。

防治感冒、中風，合谷穴顯神通

肺與大腸相表裏，肺主氣屬衛，外合皮毛。點按合谷穴可開發腠理、宣通毛竅，從而加強解表發汗的清熱作用，在防治中風、感冒等外感疾病有良好效果。

《黃帝內經》中說「諸風掉眩，皆屬肝」，中風的發生與肝息息相關。從五行角度來看，肺和大腸屬金，金能剋木，而肝屬木，當肺和大腸功能失調時，肝便失去約束，從而產生與肝相關的病症，如口眼歪斜、抽搐、中風、眩暈等症。經常按揉合穀，可以使肺和大腸的氣機保持順暢，防止肝火的產生。

常按合谷穴，對改善胃腸功能有好處

合谷穴是一味很好的「腸胃藥」。

合谷穴屬手陽明大腸經的穴位，大腸經與胃經相接，皆屬陽明經，所以刺激合谷穴可用於調理胃腸道疾病，如嘔吐、胃痛、呃逆、便秘、痔瘡、便血等。

簡易取穴

在手背，第一、第二掌骨之間，約平第二掌骨中點處即是合谷穴。

保養方法：按壓合谷穴

用拇指按壓合谷穴 50~100 下。

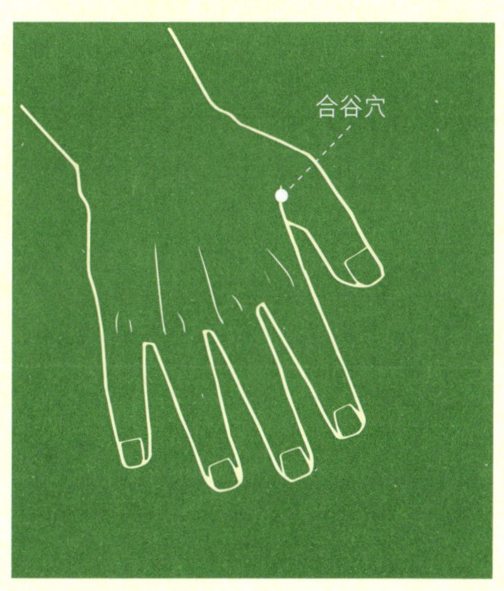

養老穴
健康長壽活天年

功效主治：本穴用於治療耳聾、眼花、腰酸和肩痛等老年人常見病症。

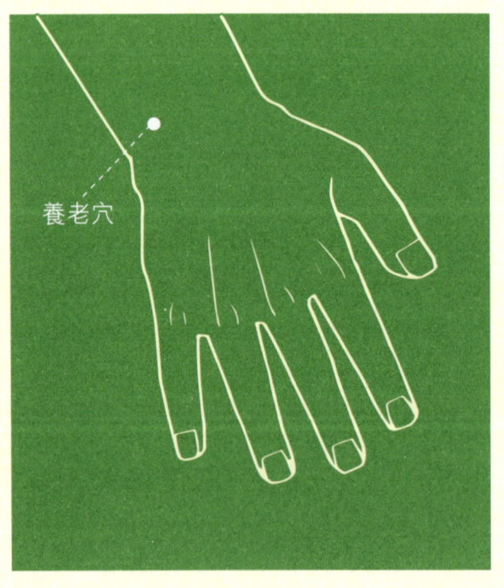

養老穴，老年人的福音

此穴之所以稱為養老穴，是因為養老穴屬小腸經脈的郤穴，小腸可吸收水穀所化之精氣供養全身，同時因為此穴可以治療目視不明、耳閉不聞、肩臂疼痛、手腳不能自如等老年病。所以，養老穴是調治老年人疾病的重要穴位。

長期按摩養老穴，對常見的老年病症，如高血壓、動脈硬化、頸椎病、老年癡呆、頭昏眼花、胸悶氣短、耳鳴耳聾、記憶減退、手指麻木、上肢酸痛等都有輔助治療效果。

讓老人摘掉老花鏡

經常按摩養老穴，能夠舒筋通絡、聰耳明目。對於上了年紀的花眼老人，經常按按養老穴，可以舒緩眼睛疲勞，改善老花眼引起的視力模糊等狀態。

簡易取穴

以手掌面向胸，在尺骨莖突橈側骨縫凹陷處。

保養方法：按壓養老穴

用拇指指尖垂直按壓養老穴 1~3 分鐘，可輔助治療高血壓、頭昏眼花、耳聾、腰酸腿痛等老年病。

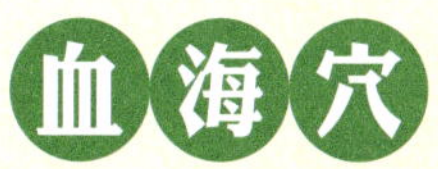

活血化瘀，通暢氣血

功效主治：主治月經不調、痛經、貧血、濕疹等。

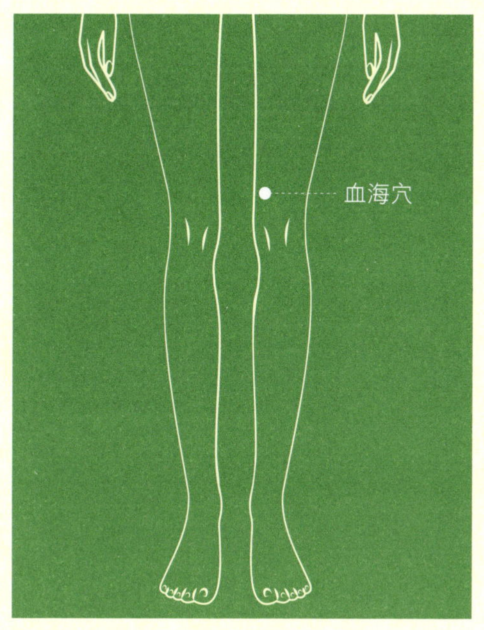

引血歸經、調理血症

血海穴是脾經所生之血聚集處，有化血為氣、運化脾血的功能，是人體足太陰脾經上的重要穴位。它還有引血歸經、治療血症的功效。在古代，人們曾不經意間發現刺破這個地方能夠祛除人體內的瘀血，並促生新血。

女性調經大穴

月經不調多數是體內氣血失衡所造成的。月經過少可以點按血海穴來促進氣血運化、生成；痛經也可以按壓血海穴以緩解腹痛。

簡易取穴

位於大腿內側，膝關節內側端上 2 寸，肌肉隆起處。

保養方法：按揉血海穴

用拇指按揉血海穴，每一側按揉 50 下，按揉時不要太用力，有輕微的酸脹感即可。

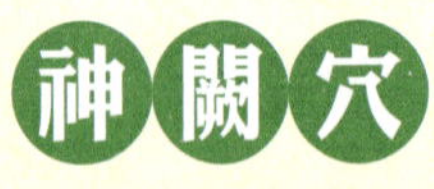

神闕穴

抗衰防病

功效主治：溫補元氣，健運脾胃，延年益壽。可調理腹脹、腹痛、腹瀉等症。

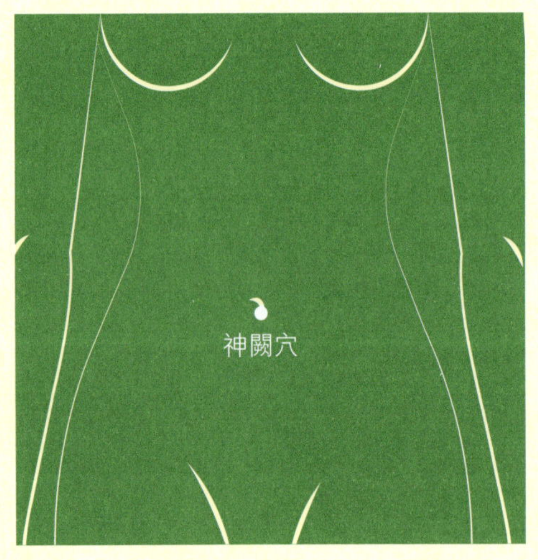

神闕調元氣，防病有奇效

元氣是指人在生命開始時就有的氣，很多疾病的根源都是因為元氣衰弱，比如精神萎靡不振、腸胃功能衰退，以及因氣虛、中氣下陷引起的胃下垂、脱肛、子宮脱垂等症。神闕穴作為元神之氣通行出入的門戶，被認為是經絡總樞，經氣之匯海，能掌管人體諸經百脈。當人體氣血陰陽失調生病時，通過刺激神闕穴，就能調整陰陽平衡，使氣血暢通。

延年益壽灸神闕

《扁鵲心書》中記載：「人至三十，可三年一灸臍下三百壯；五十，可二年一灸臍下三百壯；六十，可一年一灸臍下三百壯，令人長生不老。」30 歲以後，經常灸肚臍（神闕穴），可以延年益壽。

簡易取穴

神闕穴位於腹中部，臍中央。

保養方法：按揉神闕穴

用拇指指腹按揉神闕穴 50~100 次，有溫補元氣、健脾和胃的功效。

大椎穴

補一身之陽氣

功效主治：清熱解表、截瘧止癇、寧神。

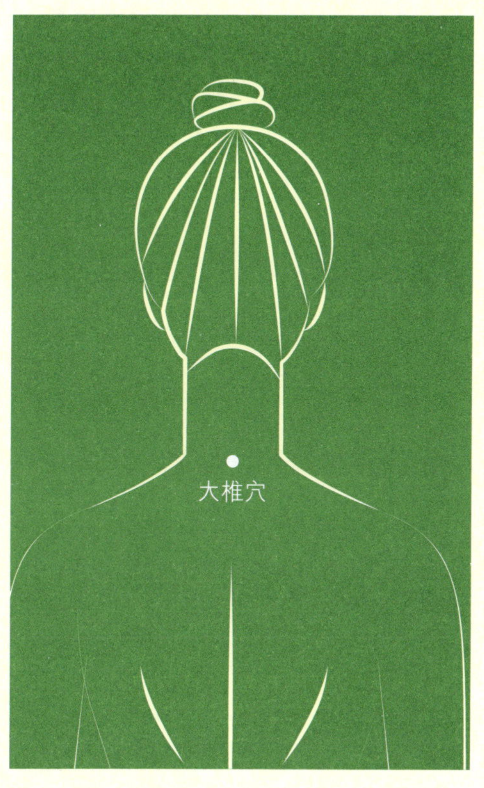

熱病覓大椎

大椎穴是手、足三陽經與督脈的交會穴，被稱為「陽中之陽」，具有統領一身陽氣，聯絡一身陰氣的作用。「熱病覓大椎」是說大椎穴具有清熱解表、溫經通絡的作用，是調理各種發熱性疾病的要穴，無論是外感發熱還是內傷發熱，此穴均有良效。比如，當小孩高熱時，風寒感冒引起發熱、身體酸痛時，肝陽上亢引起頭痛眩暈、面紅目赤時，都可以多按此穴。

補陽氣、防治頸椎病

針灸推拿大椎穴，能達到調節全身陽氣的目的。人體的陽氣，具有維持生命功能、抗禦外邪的作用，所以此穴是防治呼吸、神經、血液系統疾病，調節人體免疫功能，強身健體的要穴之一。由於此穴在頸項部，也可用於防治頸椎病和頸項強痛。

簡易取穴

搖頭時，上椎轉動，下椎不轉動，此兩椎之間為大椎穴。

保養方法：擦大椎穴

用手掌擦大椎穴 50~100 次。

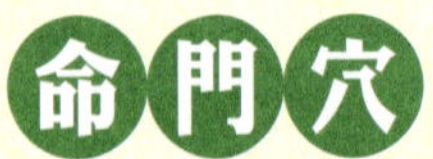

命門穴

溫陽暖腎強體

功效主治：強壯腰膝，溫補腎陽。改善虛損腰痛、月經不調、小腹冷痛等。

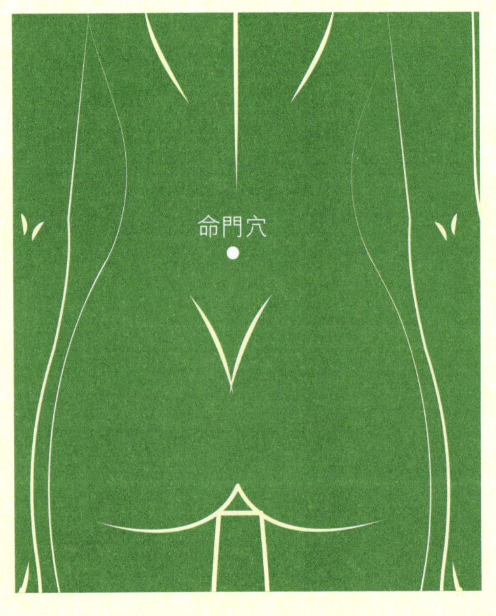

命門，人體長壽大穴

命門穴是人體督脈上的要穴，為人體長壽大穴。命門之火就是腎陽，也是人體陽氣之本，命門火衰證多為腎陽不足證。因此，命門穴是人生命力的中心，也是保健強壯要穴。

按摩命門穴，可強腎固本、溫腎壯陽

按摩命門穴可以溫腎壯陽，強腎固本，疏通督脈，加強與任脈的聯繫，促進真氣在任督二脈上的運行。可改善腰部虛冷疼痛、關節怕冷、尿頻尿急、腹瀉、遺精、虛寒性月經不調、手腳冰涼等症狀。

簡易取穴

俯臥位，在腰部，當後正中線上，第二腰椎棘下凹陷處。

保養方法：按揉命門穴

用拇指指腹按揉命門穴 50~100 次，有培元固本、強健腰膝之功效，可以延緩衰老。

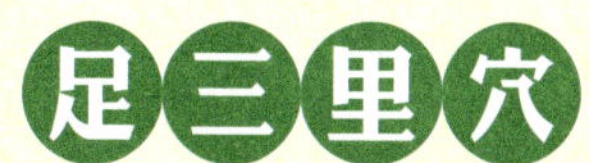

足三里穴

強健脾胃助消化

功效主治：健脾和胃、補中益氣、通經活絡，主治胃痛、噁心、嘔吐等症。

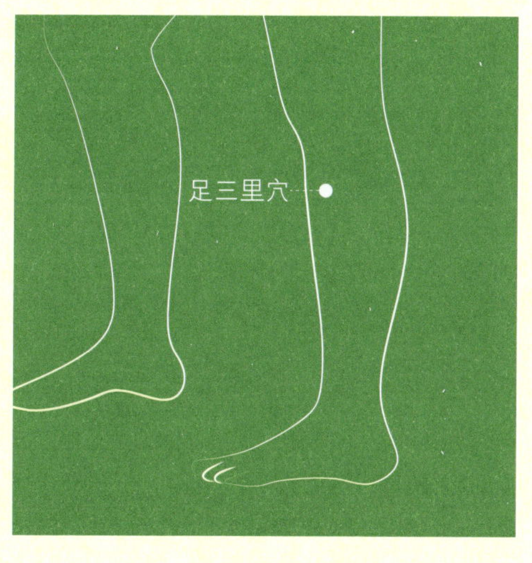

調理脾胃效果佳

「四總穴歌」中講到「肚腹三里留」，指凡是腹部疾病一般都能通過 穴來調理。足三里穴是足陽明胃經的合穴，是調理胃氣的要穴，凡脾胃失調、消化系統的疾病，比如腹痛、胃痛、腹瀉、腹脹等症，刺激足三里穴都有不錯的效果。

常按足三里，祛病又延年

俗話說：「若要身體安，三里常不乾。」意思是如果想要身體安康，就要經常按摩足三里穴。足三里穴是全身經脈流注會合的穴位，所以全身氣血不和或陽氣虛衰引起的病症，敲打足三里穴有助於緩解。

簡易取穴

在小腿外側，外膝眼下 3 寸，距脛骨前緣一橫指處就是足三里穴。

保養方法：按壓足三里穴

每天用拇指和食指按壓兩側足三里穴 3~5 分鐘，可以強身健體，使人精神煥發。

湧泉穴

長在足心的「長壽藥」

功效主治：滋陰益腎、安心養神。治療失眠、高血壓、休克等症，可預防感冒。

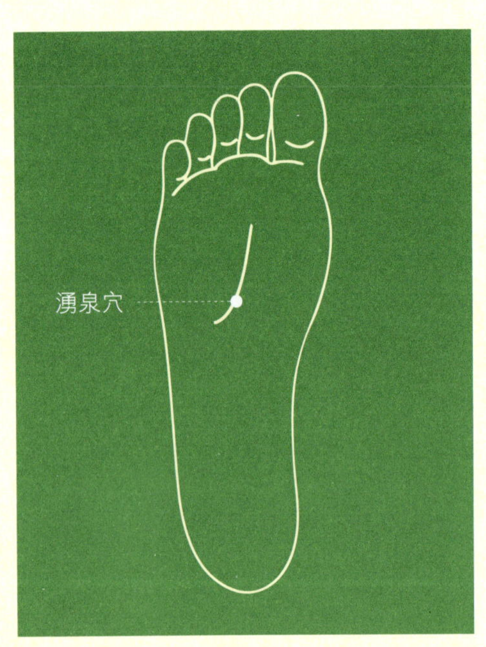

補腎氣，延年益壽

湧泉穴具有益精補腎、滋養五臟六腑的作用。在人體養生、防病、治病、保健等多個方面，湧泉穴都有舉足輕重的作用。經常按摩此穴，可以補腎氣、固本培元、延年益壽。若與熱水泡腳同時進行，效果更好。

「若要老人安，湧泉常溫暖」

臨床經驗表明，如果每日堅持按摩湧泉穴，可使老人體質增強，還可以防治老年性哮喘、腰腿酸軟無力、失眠多夢、耳聾、耳鳴、高血壓等疾病。

簡易取穴

在足底部，蜷足時足前部凹陷處即是湧泉穴，約當足底第二、第三趾趾縫紋尖端與足跟連線的前 1/3 與後 2/3 交點處。

保養方法：按揉湧泉穴

將手掌搓熱，用一手拇指或食指指腹適當用力按揉對側湧泉穴 1~3 分鐘。

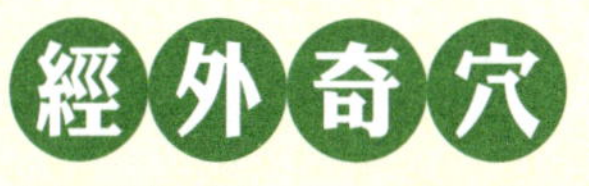

經外奇穴
蘊藏健康長壽密碼

經外奇穴又簡稱「奇穴」，是指既有一定的穴名，又有明確的位置，但尚未歸屬於十四經的穴位。奇穴分佈比較分散，大多不在經絡上，但它們在實際治療中取得很好的療效，很多都是前人的經驗之方。

穴位	取穴方法	按摩方法	主治功效
四神聰穴	在頭部，百會穴前、後、左、右各旁開 1 寸，共 4 穴	用拇指點、揉等手法逐一按摩	緩解頭暈、頭痛、失眠、健忘等症
太陽穴	在頭部，眉梢與目外眥之間，向後約一橫指的凹陷處	每天臨睡前及早晨醒時，用拇指指腹按揉太陽穴	促進新陳代謝、健腦提神、養目護身、消除疲勞
子宮穴	在下腹部，臍中下 4 寸，前正中線旁開 3 寸	用拇指指腹輕揉子宮穴 50~100 次	調理女性不孕、痛經、月經不調等生殖系統疾病
定喘穴	在背部，第七頸椎棘突下，後正中線旁開 0.5 寸	點按定喘穴 50~100 次	止咳平喘、通宣理肺
十宣穴	仰掌，手十指尖端，距指甲游離緣 0.1 寸	拇食二指併攏，掐十宣穴 50~100 次	急救昏厥要穴
百蟲窩穴	在股前區，髕底內側端上 3 寸	用拇指指腹按揉百蟲窩 50~100 次	祛風活血、止癢

第八章

簡單易學的養生功法，強身健體、百邪不侵

學會八段錦，五臟堅實少生病

預備式

並步站立，頭正頸直，兩臂垂於體側。左腳開步，與肩同寬。隨着吸氣，兩臂內旋、側起。隨着呼氣，畫弧合抱於腹前，微屈膝。練習過程保持順暢呼吸。

第一式：兩手托天理三焦

三焦即包括五臟六腑的身體系統，通過雙手上托，緩緩用力，可有效抻拉手臂、肩背，同時，雙臂反覆上舉、下落，還可鍛煉肩肘關節和頸部。

操作方法

1. 兩手在腹前交叉，繼而上托至胸前。
2. 翻掌上撐，目視兩手。兩臂繼續上撐，腰背豎直，目視前方，保持 2 秒鐘。
3. 兩臂從兩側下落至腹前，指尖相對、掌心向上，微屈膝下蹲。
4. 接着做同樣動作，共 6 次。

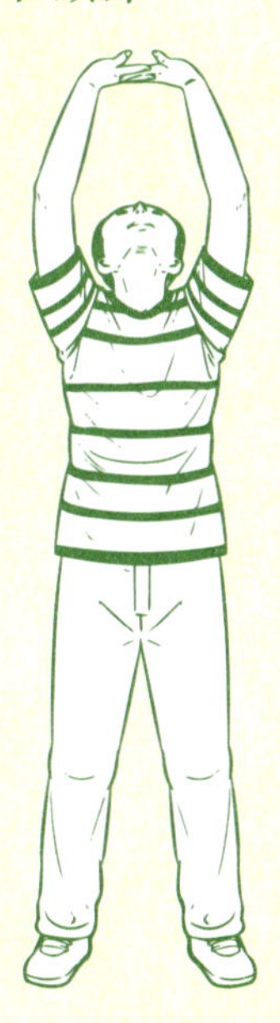

第二式：左右開弓似射雕

這個動作通過「左右開弓」的姿勢達到肝肺二臟相互協調、氣機調暢的作用。經常練習能夠增加肺活量，消耗脂肪，使精力充沛。

操作方法

1. 左腳向左側開半步，直立；兩手在胸前交叉，左手在外。
2. 左手呈八字掌向左推出，右手呈拉弓形狀置於右肩前；同時，馬步下蹲；目視左手方向。
3. 起身重心移至右腿，左腿自然伸展；兩手變掌，左手位置不動，右手向右前方畫弧至與肩同高；目視右手方向。
4. 左腳收回成並步站立，兩臂弧形下落至小腹前，指尖相對、掌心向上。
5. 接着做右側動作，方向相反；一左一右為 1 次，共做 3 次。最後一拍，右腳收回，與肩同寬，微屈膝，兩手置於腹前。

第三式：調理脾胃需單舉

這個動作可以牽拉腹腔，對腹腔內臟有一定按摩作用。常做這個動作有助於消化吸收，增加熱量消耗。

操作方法

1. 從屈膝狀態起身，左手經體前上托於胸前，右手微微上移，左手指尖指向斜上方，右手指尖指向斜下方。
2. 兩手同時翻掌，左手上撐、右手下按，目視前方。
3. 屈膝下蹲，左手從體前下落，右手經體前上移，兩手同時回到小腹前，指尖相對、掌心向上。
4. 接着做右側動作，方向相反。一左一右為 1 次，共做 3 次。
5. 最後一拍，左手不動，右手從前下落至右髖旁。

第四式：五勞七傷往後瞧

這個動作可以調節大腦與臟腑聯絡的交通要道 —— 頸椎；挺胸可以刺激胸腺，有助於增強免疫力和體質。

操作方法

1. 從屈膝狀態起身，兩臂自然向斜下方伸展，掌心向上。
2. 頭向左後轉；兩臂外旋，肩胛骨收緊。
3. 頭轉正；兩臂畫弧，於髖關節兩側按掌；屈膝下蹲；同起始動作。
4. 接着做右側動作，方向相反；一左一右為 1 次，共做 3 次。
5. 最後一拍，兩臂弧形下落繼而上托至腹前，屈膝下蹲。

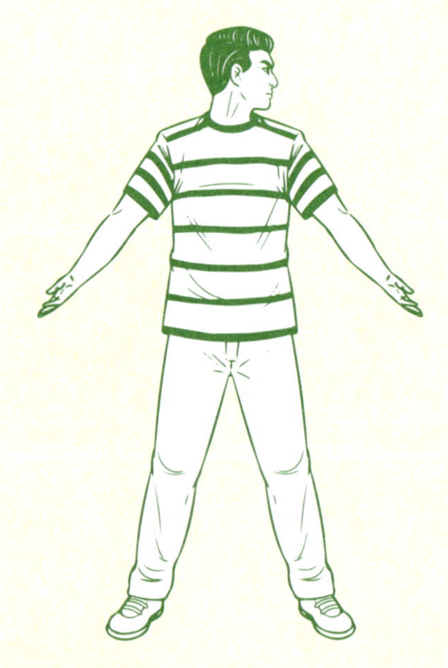

第五式：
搖頭擺尾去心火

這個動作強調放鬆，放鬆是由內到外、由淺到深的鍛煉過程，使形體、呼吸輕鬆舒適無緊張感。常做這個動作，有助於舒緩情緒，有益身體調養。

操作方法

1. 右腳開步，兩掌上托至頭頂。兩掌從兩側下落，置於大腿，虎口朝內，馬步下蹲，目視前方。
2. 身體右傾，重心移至右腿。身體前俯，目視右腳腳尖。身體前俯，重心移至左腿，目視右腳腳跟。向右前方頂髖，同時頭向左、向後繞環 1/4 周。髖關節按照前、左、後的順序繞環。
3. 頭回正，目視前方；同時，髖回正，回到馬步姿勢。
4. 接着做另一側動作，方向相反。一左一右為 1 次，共做 3 次。
5. 由馬步狀態起身，兩手從體側上托，右腳回收至與肩同寬。微屈膝下蹲，兩掌從面前下按至腹前，指尖相對。

第六式：
兩手攀足固腎腰

這個作對生殖系統、泌尿系統以及腰背部的肌肉都有調理作用，有助於預防肥胖，調節血糖水平。

操作方法

1. 轉指尖朝前，屈手上舉；從屈膝狀態起身。兩掌指尖相對經面前下按至胸前。
2. 翻掌，變掌心朝上，從腋下向後反穿，繼而用掌心摩運後腰至臀部。
3. 體前屈，兩掌摩運腿的外側和後側，經過兩腳外側，直至蓋於腳背上；目視前下方。
4. 兩掌前伸，起身挺直，兩臂順勢上舉，目視前方。共做 6 次。
5. 兩手從前方自然下落，指尖朝前，屈膝下蹲。

第七式：
攢拳怒目增氣力

這個動作馬步沖拳，怒目瞪眼，可刺激肝經，使肝血充盈、調和氣血。常做這個動作，能夠燃燒腰腿部脂肪，強健筋骨。

操作方法

1. 左腳向左側開半步成馬步，兩手握固於腰間，沖左拳。目視左手方向，怒目瞪眼。
2. 左手由握固變掌，拇指一側朝下、掌心朝左。左臂向左旋，左手抓握往回收，握固於腰間。
3. 接着做右側動作，方向相反。一左一右為1次，共做3次。
4. 左腳收回並步站立，兩手變掌落於體側。

第八式：
背後七顛百病消

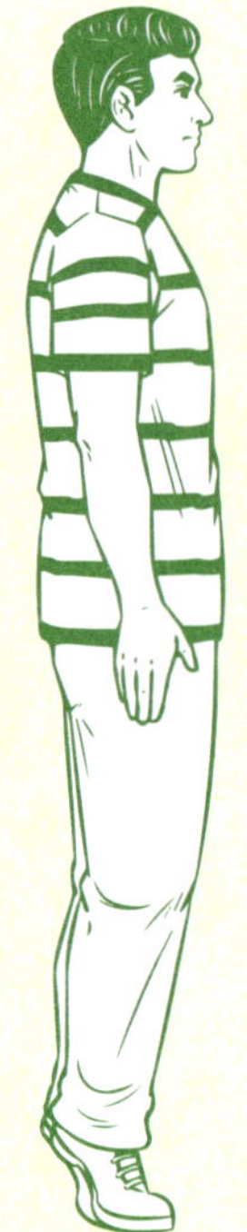

背後七顛是全套動作的結束。連續上下抖動使肌肉、內臟、脊柱放鬆，再做腳跟輕微着地震動，起到整理的作用。這個動作有助於全身血液循環，有益血管健康。

操作方法

1. 提踵。
2. 腳跟下落一半。
3. 腳跟震地。
4. 共做7次。

收勢

兩掌合於腹前，體態安詳，周身放鬆，呼吸均勻，氣沉丹田。

常練傳統功法，輕輕鬆鬆活百歲

站樁功

獨立守神，精氣不漏

站樁是補充元氣的好方法。元氣充足，人就會身強力壯，身體抵抗力強。站樁能促進血液循環和新陳代謝，調節人體免疫力。

操作方法

1. 兩腳平行分開，與肩同寬；兩膝微曲，稍向內扣；兩腳平均着力，如樹生根，避免將體重全落在腳跟上。
2. 腰脊豎直，舒放挺拔；兩髖內收，鬆肩虛腋；兩臂微曲，自然下垂稍外展；頭頸正直平視，頸項放鬆，呼吸自然。

注意事項

站樁時，要保持心神寧靜，自然呼吸，身心放鬆。

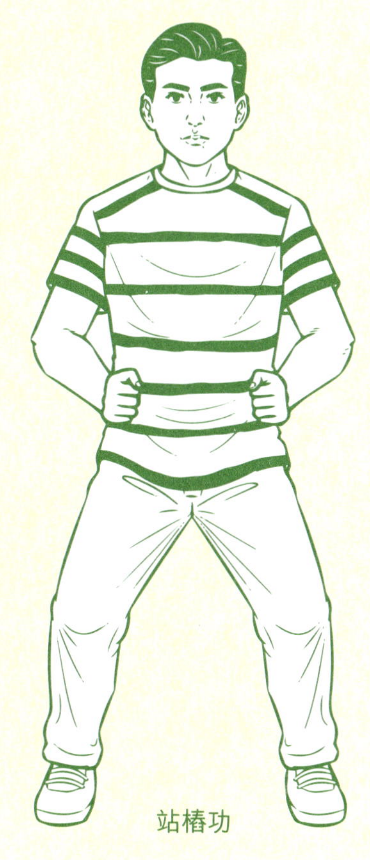

站樁功

貼牆功

補益腎氣，強身健體

貼牆功，就是貼着牆壁來做的一種功法，可以鍛煉腰部，只要練幾分鐘，腰部及整個脊柱很快就會發熱。常練貼牆功，可補益腎氣，強身健體。

注意事項

練功時一定要專注於身體平衡，否則一不留神就會向後倒。

操作方法

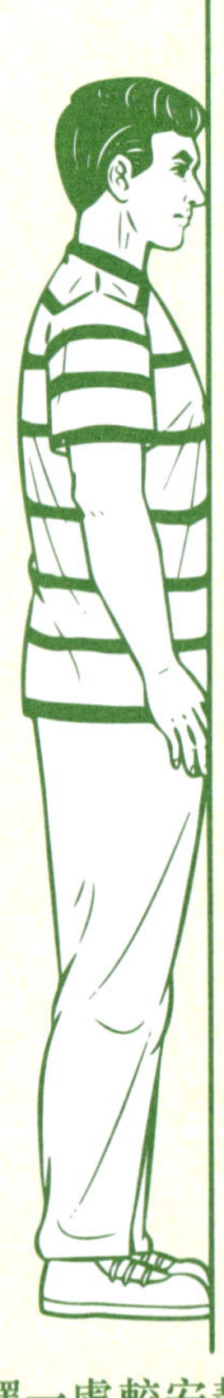

1. 選擇一處較安靜的空間。兩腳與肩同寬，鼻尖貼牆，腳尖貼牆。

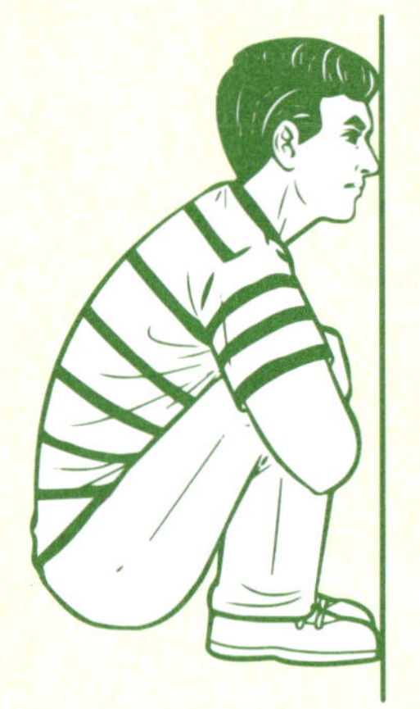

2. 保持鼻尖貼牆，緩緩下蹲，直到雙腿完全彎曲，雙臂抱住下蹲的雙腿。

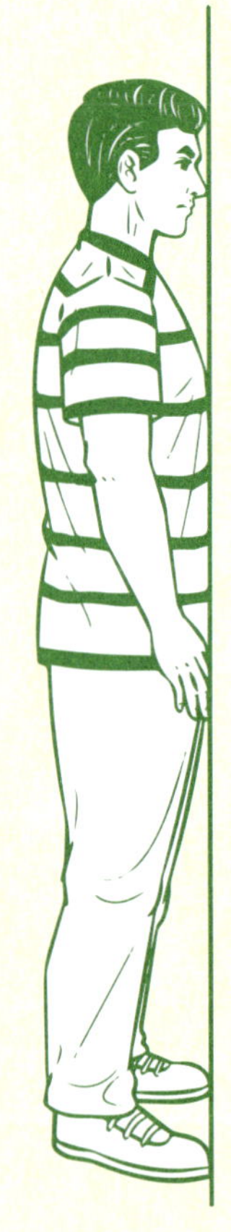

3. 保持鼻尖貼牆，身體慢慢起立，直到完全直立。
4. 重複下蹲起立的動作。

壯腰八段功

健腎強腰

壯腰八段功是由以腰部為主的活動組合而成的健身方法。可健腦益腎、舒筋壯骨、行氣活血。

擰腰功：大鵬展翅萬里遙

直立，兩足分開，與肩同寬。雙腿不動，上身向左轉體，兩上肢隨之側平舉，掌心向上，兩目注視左手。稍停後，再向右轉體做同樣的動作。

翻腰功：鷂子翻身騰九霄

雙腳開立，俯身彎腰，垂臂，舉雙臂隨腰部的轉動畫圈（呈逆時針方向）。同時轉頸回首，在前半圈時左顧，後半圈時右盼。

側腰功：古松迎客斜展枝

直立，右手上舉，屈肘彎肱，置臂於枕後，掌心朝前，虎口向下；左手後彎，橫臂於腰後，掌心朝後，虎口向上；同時上身向左側彎。然後兩上肢伸展，交換方位，左臂置於枕後，右臂橫腰後，上身向右側彎。

彎腰功：觀天按地練精氣

直立，兩手掌托住兩腰，上身後仰，仰面觀天。稍停後，彎腰前俯，兩掌也隨之盡量下按，但不着地。同時昂頭，目視前方。

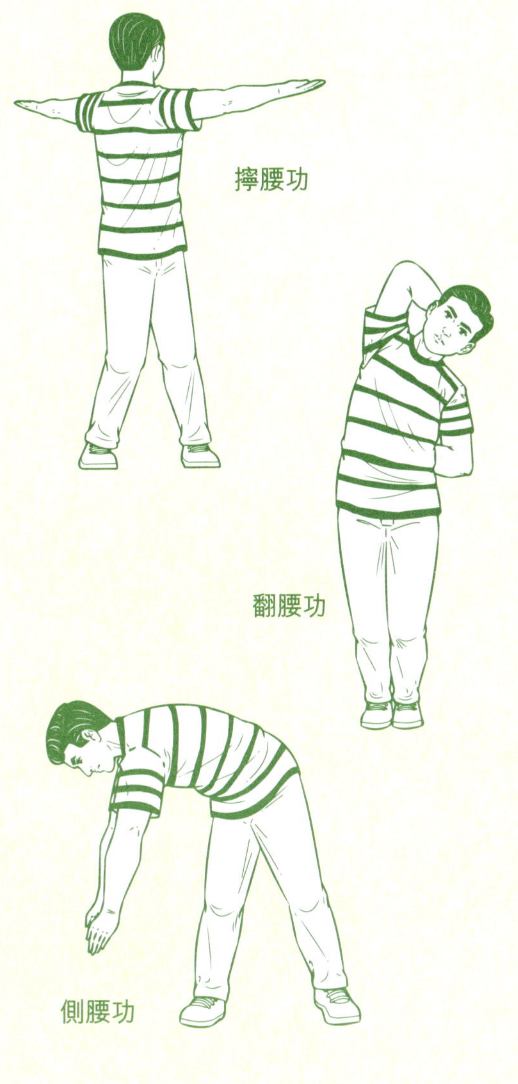

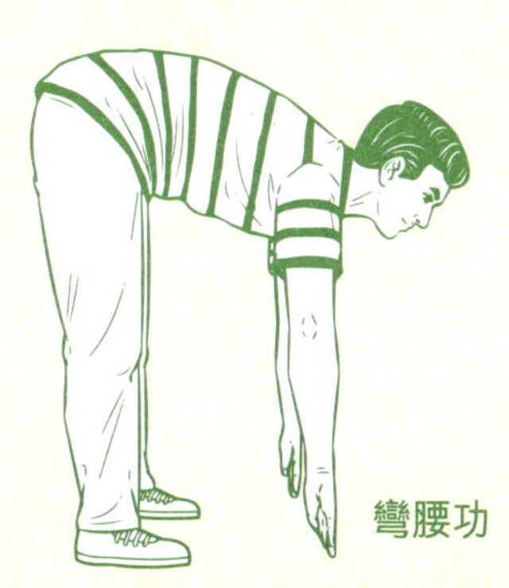

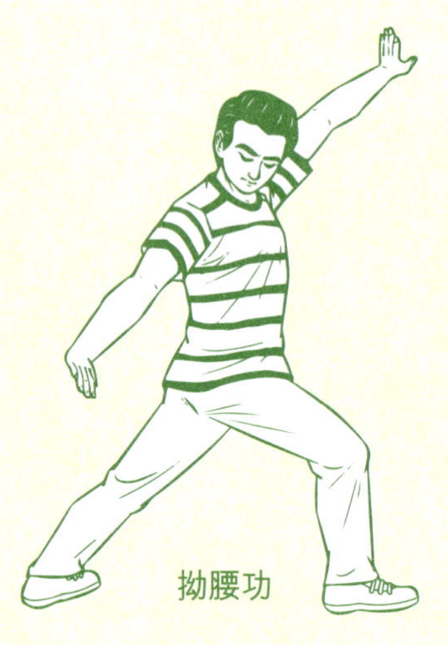

拗腰功

拗腰功：降龍伏虎稱英豪

直立，兩足分開，屈膝半蹲呈騎馬勢，兩手握拳置於腰側，拳心向上。然後左拳伸至臍窩前方一橫拳半處，拳心朝下；同時右拳上舉至額前方一橫拳半處，拳心朝外。隨後側身左轉，變馬步為左弓步，兩拳放開，左掌移至左髖側後方，呈俯掌後撐式；右掌向前上方盡力推出，指尖朝左。目視左手。稍停後復原至騎馬勢，再做另一方向的動作。

折腰功：二龍戲珠顯靈功

直立，兩足分開，與肩同寬，兩上肢側平舉。俯身轉腰，使右手指向左足，左手指向天空。然後向右轉腰，使左手指向右足，右手指出天空。

折腰功

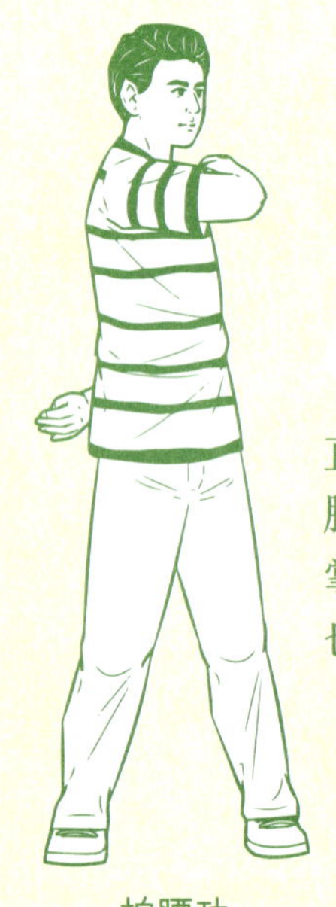

拍腰功

拍腰功：貨郎擊鼓神逍遙

直立，兩足分開，與肩同寬。左右轉腰，兩上肢隨之前後揮動，並分別以掌背或掌面輕輕拍擊後腰部或腹部，也可擴大拍擊範圍至胸背和兩肩。

晃腰功：黑熊晃身天柱搖

直立，兩足一起一落，兩肩一聳一沉，身軀左右搖擺，兩腕不斷轉搖，頭項左顧右盼。

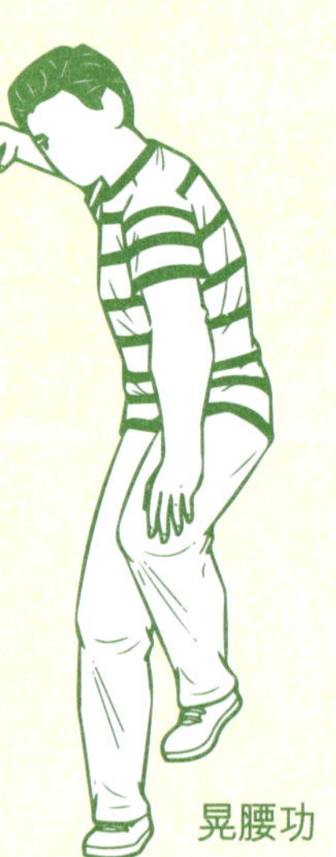

晃腰功

鳴天鼓

抗衰老，添福壽

「鳴天鼓」是中國流傳已久的一種自我按摩保健方法，最早見於《頤身集》，即擊探天鼓（腦後枕骨）。中醫學認為「腎開竅於耳」，腎氣足則聽覺靈敏。該動作可以達到調補腎元、強腎固本的效果， 對頭暈、健忘、耳鳴等腎虛症狀均有較好的防治作用。

操作方法

1. 兩手掌心搓熱後，緊按兩耳外耳道。
2. 用兩手的食指、中指，輕輕叩擊腦後枕骨 60 下。

注意事項

練習時要求頂平項直，這可使人體的經絡及腎氣得到調理，督脈得到疏通；操作時力度要適中。

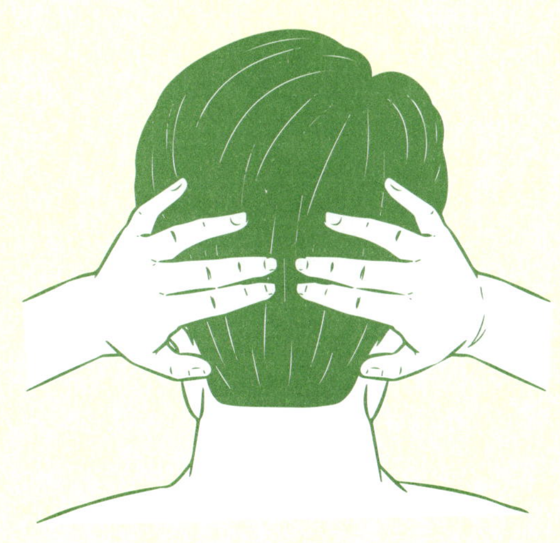

鳴天鼓

叩齒吞津

強健腎氣，人不老

中醫認為，「齒者，腎之標」。因此經常叩齒，不僅可以堅固牙齒，還能暢通經絡、健脾益胃、強健腎氣。堅持每天叩齒，還可以促進面部血液循環，增加大腦的血液供應，起到延緩衰老的作用。

據文獻記載，醫家陶弘景年過八旬，齒緊完好，身體健壯，他的主要健身方法就是叩齒吞津。

操作方法

每天早晨，上下牙齒反覆相互叩擊 36 下。叩齒後，用舌頭在口腔裏攪動 36 次，使津液增多，然後鼓腮含漱數次，分 3 次慢慢咽下。

注意事項

牙病患者不宜叩擊，因為叩齒力度較大，可能會損傷牙齒。

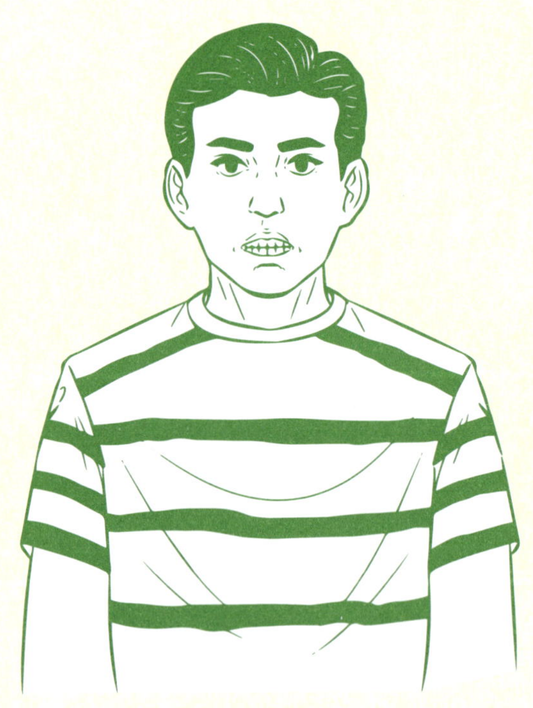

叩齒吞津

金雞獨立

增強五臟功能

腎臟是生命力的體現，腎主骨，全身的骨骼都由腎臟來掌管，是生命的支撐。中醫認為「久立傷骨」，傷骨其實傷的是腎。所以，站立時間太長時，可以兩腳輪換着做金雞獨立的動作。人體有6條連接五臟六腑的經絡分佈在腳部，通過練習金雞獨立，足部經絡對應的臟腑和它循行的部位也能得到相應的調節，以達到強身健體的作用。

操作方法

雙眼微閉，兩手自然放在身體兩側，任意抬起一隻腳，注意力集中，支撐腳有酸痛感時，換另一條腿。

注意事項

練習金雞獨立一定要循序漸進，高血壓、眩暈症患者最好在練習前諮詢醫生，中老年人可以先扶着椅子或牆來練習。

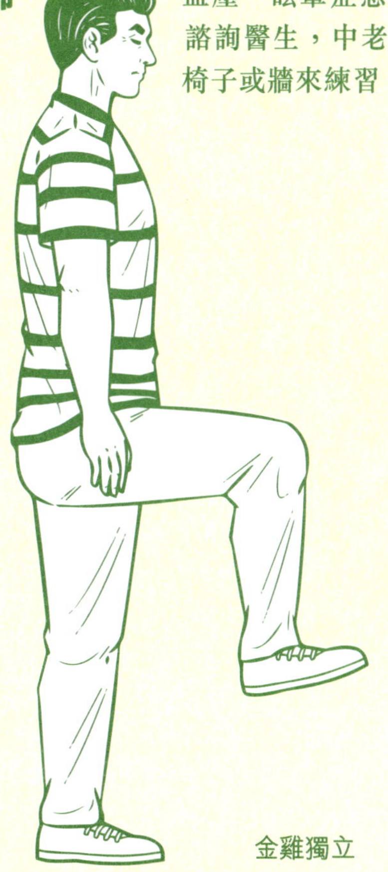

金雞獨立

第九章

四季順時養生有章法，一年到頭少生病

春季萬物生髮，重在養「生」

春天吃酸和甘 一年四季保平安

春季是養肝的季節，適當吃點酸味和甘味食物，有助於肝氣升發，使身體健康、精力充沛。

食療百科

山楂大棗汁

清肝和胃

材料：山楂 30 克，大棗 3 個。

做法：1. 山楂洗淨、去核、切碎；大棗洗淨、去核、切碎。

2. 將山楂和大棗放入榨汁機中，加適量水攪打均勻即可。

大棗桂圓茶

養心安神、補肝血

材料：大棗、桂圓各 10 克。

做法：將上述材料洗淨，大火煮開，小火燜煮約 30 分鐘即可。

春季為甚麼宜吃酸

按照中醫五行的觀點，肝屬木，與春相應，肝氣在春天最旺。如果春季養生不當，便易傷肝氣，因此春季重在養肝。而很多酸味食物可以入肝經，因此對於肝虛的人，初春適當多吃些酸味食物以助肝氣升發，但對於本身就肝氣過旺的人，或者已經進入仲春後，就不建議再多吃酸味食物了。

肝氣虛弱的人，在初春的時候，可以適當多吃些酸味食物，如檸檬、葡萄、山楂、梅子、桑葚等。

春季為甚麼宜吃甘

根據中醫五行學說，肝屬木，脾屬土，木能剋土，所以肝氣過旺會影響脾的運化功能。而甘能入脾，最宜補益脾氣，減弱過多的肝氣。

中醫所說的甘，是甘潤，指大棗、桂圓、紫薯、南瓜等甘味食物，而不是糖果、蛋糕等甜食。

春季要生髮

吃點豆芽

「春吃芽，夏吃瓜，秋吃果，冬吃根」，這就是四季之中順應天時的食物。被古人稱為「種生」的豆芽，適合春季食用，能幫助五臟從冬藏轉向春生。

食療百科

菠菜炒綠豆芽

清肝火、補血

材料： 菠菜200克，綠豆芽100克。

調料： 醋3克，鹽2克，薑絲、蔥花各5克。

做法：
1. 菠菜摘洗乾淨，切段；綠豆芽洗淨，掐頭、根。
2. 炒鍋內加適量植物油燒熱，放入薑絲和蔥花爆香，然後放入菠菜段、綠豆芽一起翻炒3~5分鐘，出鍋時加醋和鹽調味即可。

春季吃豆芽，清熱利尿

嫩豆芽順應了春季的生髮之氣。豆芽不僅味道鮮美，而且還具有清熱解毒、利尿除濕的功效，有利於疏通肝氣、健脾和胃，防止春季上火。

春季既是陽氣初生，又是肝氣升發的旺盛期。木頭遇上小火苗，就會燃燒成熊熊大火。身體也是如此，所以春天很容易上火，出現這些症狀：晨起眼屎多，眼睛乾澀；一刷牙就牙齦出血，口腔潰瘍，吃飯不香；一覺起來，臉上莫名長痘；扁桃體發炎，疼痛難忍，吃不下東西……

中醫典籍《本草綱目》記載豆芽可以：「解酒毒、熱毒，利三焦」，所以吃豆芽有助於身體清火。而且春天的豆芽鮮嫩多汁，能補充體內的津液，同時養肝護肝。

豆芽雖好，體質虛弱者不宜多吃

不管是綠豆芽還是黃豆芽，均性寒，體質虛弱的人不宜多吃。烹調配搭時，最好加點薑絲以中和其寒性。與黃豆芽相比，綠豆芽更寒涼，易損傷胃氣，因此慢性胃炎、腸炎及脾胃虛寒者不宜多食。

提防舊病復發

身體在新生，舊病要發芽

俗話說「百草回生，百病易發」。早春天氣時冷時熱，加上細菌活躍，很容易感冒導致舊病復發。中醫講究「春夏養陽，秋冬養陰」，早春養生保健要根據萬物始生和氣候多變的特點調節情緒，使陽氣得以生髮，代謝功能得以正常運行，從而達到健康養生、預防疾病的目的。

調暢情志養好肝

春季自然界萬物生髮，最利於肝的疏泄，因此春季養生宜養肝。肝喜條達而惡抑鬱，抑鬱、暴怒最易傷肝。在日常生活中，為確保肝發揮「將軍之官」的職能，要保持心胸開闊、樂觀向上的好心態。

防寒保暖慎減衣

初春時節，氣溫容易忽上忽下，稍不注意就會感冒。一旦感冒應及時就醫，否則可能誘發肺炎、支氣管炎等，甚至發生病毒性心肌炎，所以切不可輕視。平時應根據天氣變化及時增減衣服，不要過早減掉冬衣。特別是生活在北方地區的人不宜立減棉服，年老體弱者換裝要謹慎，不可驟減，要注意防寒保暖。

預防保健防疾病

為避免春季疾病的發生，在日常預防措施中，首先要注意個人衞生和環境衞生，遠離傳染源；二要常開窗，使室內空氣流通，保持空氣清新；三要加強鍛煉，促進氣血運行，但不宜劇烈運動以致大汗淋漓，可以適量做些輕緩的鍛煉，比如散步、打太極等。

風為百病之長

春季養生需防風

中醫學認為，春季是風邪橫行的季節，在這個季節該怎樣預防風邪呢？最常用的方法就是春捂。

養生小錦囊

春天，甚麼樣的情況下可以不捂

春捂也有一個界限，就是當氣溫持續在15℃以上時，就可以不捂了。這個減衣的過程要持續1週左右，循序漸進，不能減得太快，可以先減裏面的厚衣，換成襯衫、薄T恤，再逐漸脫去棉衣。

為甚麼要春捂

冬季，氣血都藏於人體深部，毛孔是閉合狀態。到了春季，氣血往外走，毛孔從閉合轉為開放，這時捂有助於毛孔張開；如果過早減衣，毛孔本來剛剛張開一點，受寒又閉合了，不利於氣血的流通。另外，春季是天氣從冷轉熱的過渡階段，乍暖還寒，天氣有時晴朗、風和日麗，有時冷風陣陣、寒氣襲人。如果過早把厚衣服脫掉，就給風寒提供了侵入人體的機會。所以，春季一定要捂一捂。

春捂的具體方法

春捂，要遵循「上薄下厚」的原則。因為人體下半身的血液循環要比上半身差，容易遭到風寒侵襲。不過「上薄」並不代表上半身都要薄，還是要注意背部的保暖。中醫認為，背部是督脈所過之處，是一身陽氣的通路，背部的經絡穴位，是人體內外環境的重要通道。風寒外襲，極易通過背部的經絡穴位使人患外感或內傷。因此，春捂期間，在減外衣的時候，最好穿一件毛背心，以護住背部，避免受風寒侵襲。

春困怎麼辦？

小小香囊解憂煩

春季人容易犯困。防春困有個簡單的方法，就是做一個香囊，掛在屋裏，香囊的香氣能夠提神醒腦，防春困。

養生小錦囊

嚴重春困者要警惕

春困嚴重者要當心這些疾病：心腦血管疾病、甲狀腺功能減退、低鉀血症，尤其是老年人，出現嗜睡、困倦乏力、頭暈頭痛等症狀時應及時就醫。

食療百科

解春困香囊

祛風散寒、緩解春困

材料： 冰片、樟腦各 3 克，良薑 10 克，桂皮 15 克；或川芎、白芷各 10 克，蒼術 15 克，冰片 3 克；或雄黃 5 克，樟腦 3 克，丁香 20 克。

做法： 以上三種配方任選其一，將藥物粉碎成細面，取藥面 3~5 克，裝入香囊，用布縫製即可。

用法： 掛在室內，2 週換一次。

小小香囊，養生有妙用

香囊是將芳香性中藥碾成細末裝入布袋中，佩在身上以預防疾病的一種傳統民間工藝品。香囊裏中藥的氣味通過口鼻黏膜、皮膚毛竅、經絡穴位，經氣血經脈的循行而遍佈全身，起到調節氣機、疏通經絡的作用。不同中藥組成發揮的作用各異，用祛濕解毒中藥製成的香囊可預防感冒，用開竅寧神、安神定志的中藥製成的香囊則可防治失眠。

香囊的製作方法

製作香囊的第一步是準備和選擇中藥。應根據不同的保健需求選擇香囊配方，可以是單味中藥，也可以是多味中藥混合在一起。第二步是材料的填充和製作。材料在裝入香囊前應粉碎，根據香囊的大小裝入適量的藥粉。

春季除寒濕 薑紅茶能幫忙

春天氣溫多變，冷暖不適，身體極易受寒濕的侵害。昏昏欲睡、腸胃不適、精神不振、四肢冰涼、容易感冒等問題都是寒濕侵擾的表現。因此，春季除寒濕十分必要。

食療百科

薑紅茶

祛寒濕、防春寒

材料：生薑、紅糖各 20 克，紅茶 5 克。

做法：上述三款材料一起放入杯中，加 500 毫升開水沖泡，加蓋悶 10 分鐘即可。

溫馨提示：此茶適宜在早上喝。

生薑可解表散寒、驅寒濕

生薑性微溫，味辛，具有解表散寒、溫中止嘔、化痰止咳的作用。生薑中含有豐富的薑辣素，有發熱散寒、溫中健胃的功效，祛寒除濕的效果佳。

暖胃紅茶，適宜春天飲用

紅茶性溫，味甘，具有溫中散寒、滋補脾胃的作用，春天飲用，可以防寒濕。

養生小錦囊

防寒濕的小方法

1. 睡覺時應將腹部遮蓋，以免夜間受風寒；不要久處陰暗潮濕之地。
2. 出汗後，不要貪圖一時之快而沖涼水澡，也不要直接進入溫度很低的冷氣房。
3. 飲食應以清淡易消化為主，不要過食冰凍、冰鎮的飲料和水果；可多吃些扁豆、薏米、山藥、紅豆等健脾祛濕的食物。

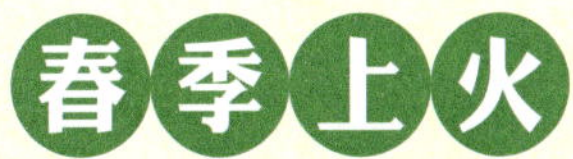

春季上火 喝一杯沙參玉竹茶

春天氣溫開始回升，天乾物燥，多風，人容易上火。那麼，春季上火都有哪些症狀表現？怎麼做可以降火？

食療百科

沙參玉竹茶

滋陰清火

材料： 沙參、玉竹各5克，冰糖3克。

做法： 將沙參和玉竹放在杯中，加入開水沖泡10分鐘左右，放入冰糖至其化開即可。

溫馨提示： 體質虛寒、經期女性、孕期女性不宜飲用。

春季上火常見症狀

1. 嘴唇乾裂、起皮。
2. 皮膚乾燥、瘙癢。
3. 便秘、咳嗽、食慾不振。並且舌苔減少，舌頭通紅。
4. 咽喉乾燥、腫脹發炎。

春季為甚麼容易上火

春季容易上火的原因主要有：春季多風、氣候乾燥、飲食失調（如常吃辛辣、油膩之物）、春捂過度等。因此，春季飲食宜清淡，應根據氣溫變化增減衣服，多喝水等。

常喝一款茶，防止春季上火

春天容易上火，可以喝沙參玉竹茶。沙參是一味常見的補陰藥，可養陰清肺、祛痰止咳、養胃、利咽喉，可改善肺陰不足、肺熱咽乾、口渴、聲音嘶啞等。玉竹可養陰潤燥、生津止渴，也是一種常用的養陰藥材。沙參和玉竹配搭，一起泡茶飲用，滋陰潤燥、清火的功效更好。

夏季萬物生長，重在養「長」

春去夏來 養生順時而變

夏季主長，是陽長陰消的時期。中醫認為，夏季養「長」重在養心，心安則氣血通暢。

思慮過多、失眠怎麼辦

夏季出現思慮過多、焦慮、失眠等症狀，可以用醫聖張仲景的甘麥大棗湯來調理。

這個方子僅僅只有三味中藥——甘草、小麥、大棗，卻有着明顯的效果。小麥養心陰，去除煩熱，為君藥；甘草補益心氣，為臣藥；大棗益氣和中，潤燥緩急，為佐藥。凡是由於思慮過度、精神緊張、心陰不足等原因引起的臟腑功能失調，都可以用甘麥大棗湯來調理。

食療百科

甘麥大棗湯

養心安神

材料： 甘草 10 克，小麥（帶麩皮）、大棗各 20 克。

做法：
1. 將上述材料清洗乾淨；大棗去核。
2. 將小麥、甘草、大棗一起放入鍋中，加水煮沸後，再轉小火煮 20 分鐘即可。

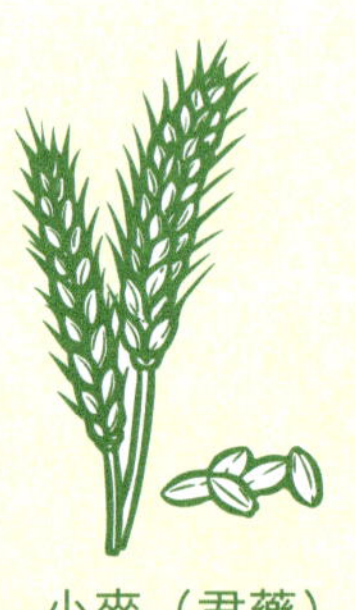
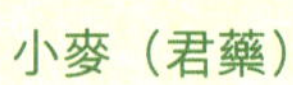

小麥（君藥）

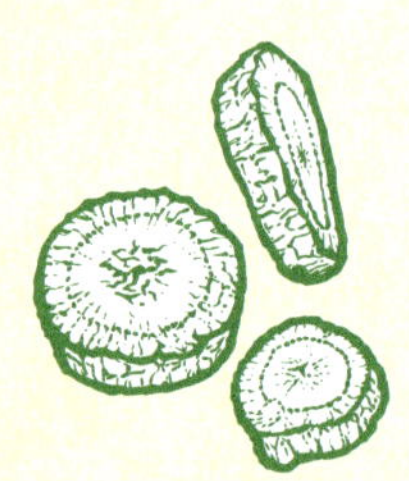

甘草（臣藥）

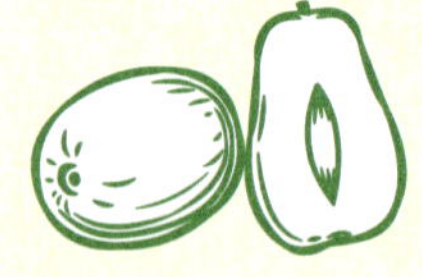

大棗（佐藥）

盛夏季節
怎樣防範「冷氣病」

現在很多疾病都與環境相關，比如夏天開冷氣容易產生風、寒和濕，得「冷氣病」。

違背自然規律，人就容易生病

天熱時陽氣生髮，會把人體內的陰寒發散出去。人體會出汗，出汗本身就是排毒的過程。但現在許多人把冷氣溫度設置得很低，人的陽氣就會往裏走，而不會往外走，這就叫作「逆」。如果違背自然規律，人就容易被疾病盯上。

「冷氣病」是怎麼回事

「冷氣病」又稱冷氣綜合症，是指長時間在冷氣環境下工作、學習、生活，因為空氣不流通，造成身體功能衰退的一種病症，主要表現為鼻塞、頭暈、打噴嚏、耳鳴、乏力、記憶力減退等症狀。

如何正確使用冷氣，預防「冷氣病」

1. 在使用冷氣的房間裏不要待時間過長，每天應定時關閉冷氣，打開窗戶通風換氣。
2. 合理調節室內溫度，室內外溫差不超過 8℃為宜，室內溫度不低於 26℃，濕度保持在 40%~60%。
3. 長期在冷氣室內者，要保證每天有一定的室外活動時間，多喝水，加速新陳代謝。
4. 不要讓通風口的冷風直接吹在身上，大汗淋漓時最好不要直接吹冷風，注意頸椎、膝關節等部位的保暖。

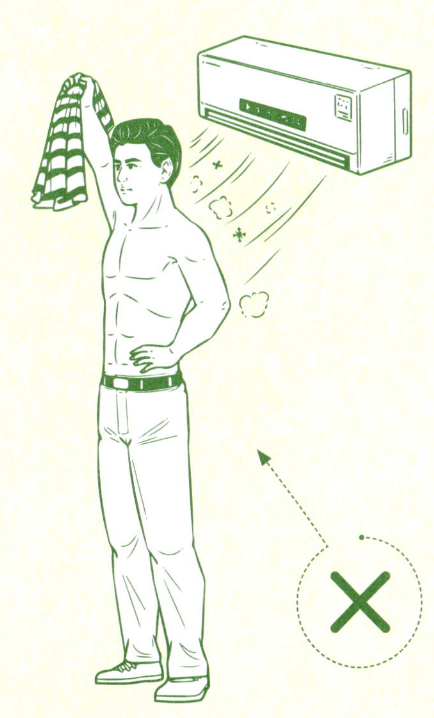

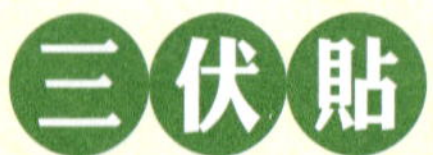

三伏貼怎樣貼，更利於養生防病

每年的三伏天，許多人就開始貼三伏貼來預防冬季易發的疾病。三伏貼怎樣貼才健康呢？

三伏貼不是「萬能貼」

三伏貼是根據中醫「冬病夏治」理論而發明的一種外用貼敷治療方法。通常在頭伏、中伏和末伏的第一天貼敷。三伏貼結合了針灸、經絡，以中藥直接貼敷於穴位，對穴位產生刺激，達到治病、防病的效果。三伏貼的適應證包括慢性咳嗽、支氣管哮喘、過敏性鼻炎、慢性阻塞性肺疾病等。一些體質虛弱、冬季容易感冒的人群同樣可以貼敷。

需要注意的是，三伏貼性偏熱，體熱、陰虛火旺、口乾舌燥、皮膚易過敏、疤痕體質者不適合貼敷。此外，對於血糖不穩定的糖尿病患者、肝腎功能嚴重不全者、孕婦等也不建議貼敷三伏貼。

三伏貼貼敷期間要注意甚麼

貼敷期間，應忌煙酒、辛辣、生冷、油膩等刺激性食物，以免影響療效。成人一般貼敷 6 小時左右，兒童貼敷 2~4 小時，根據個體差異，貼敷時間也可以做適當調整。

三伏貼不是治療慢性病的特效藥，不能完全代替藥物治療，原來在服藥的慢性病患者不要盲目減藥、停藥。

如果貼敷三伏貼後，出現皮膚灼熱、刺癢等過敏症狀，應迅速揭去三伏貼，並用溫水清洗貼敷處，以免引起比較嚴重的水皰或皮膚過敏反應。

養生小錦囊

三伏貼能不能從網上購買

三伏貼需要在中醫醫生指導下有針對性地進行貼敷， 如果沒有相關的醫學經驗和知識，擅自買藥貼敷，可能達不到預期效果，甚至會帶來不必要的麻煩。影響三伏貼療效的因素有不少，除了貼敷用藥是否合適外，根據個人身體情況辨證選穴，找準穴位貼敷也很重要。因此，建議去醫院就診，不推薦在網上自己購買三伏貼。

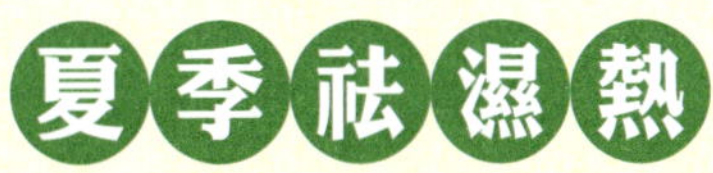

夏季祛濕熱

冬瓜湯效果好

夏季，特別是夏末秋初的長夏期間，不僅天氣熱，雨水也多，所以祛濕熱也就成了長夏的養生重點。

身體濕熱的表現

濕氣和熱氣的組合，讓許多人出現汗出不透、渾身不爽的感覺，還會出現體味重，口臭、口腔潰瘍反覆發作，瞼腺炎、長痤瘡等症狀。這些都是濕熱之氣侵襲人體所致。

祛濕熱，冬瓜是首選

冬瓜是祛除濕熱的首選。冬瓜性涼，味甘、淡，具有清熱利水、消腫解毒、生津除煩等功效，是夏季濕熱之邪的「剋星」。冬瓜最大的功效是祛濕熱，且主要是祛下焦濕熱。夏季出現小便黃、次數頻繁但量不多、小便時有痛感；大便稀溏腥臭、質黏，就說明脾胃濕氣較重，濕氣入裏化熱，濕熱下注，影響了下焦。這種情況，吃冬瓜就十分合適，如果能將具有藥用價值的冬瓜皮和冬瓜仁一起燉煮，效果更好。

冬瓜、荷葉、白扁豆一起燉湯，具有消暑除煩、清熱利尿的功效。適合於盛夏之時口渴尿黃、煩躁失眠的人群食用。

食療百科

荷葉冬瓜湯

清利濕熱

材料： 冬瓜 150 克，荷葉、白扁豆各 10 克。

調料： 鹽適量。

做法：
1. 將荷葉、白扁豆洗淨，冬瓜洗淨切塊，一起放入砂鍋內。
2. 鍋內加適量清水，大火煮沸後改小火，煮約 30 分鐘後，加鹽調味即可。

中藥小檔案

藥名：白扁豆
性味：性微溫，味甘、淡
歸經：歸脾、胃經
功效：健脾化濕

藥名：荷葉
性味：性平，味苦
歸經：歸肝、脾、胃經
功效：解暑清熱、升發清陽

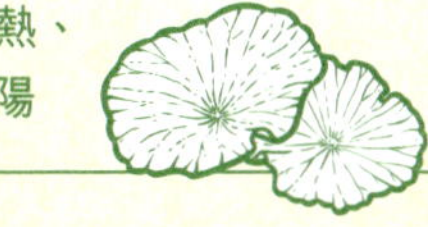

盛夏消暑降溫

家中常備綠豆湯

暑是夏天獨有的。《黃帝內經》中說：「彼春之暖，為夏之暑，彼秋之忿，為冬之怒。」也突顯了暑的季節性。

中醫認為，暑為夏季主氣，乃火熱之氣所化。暑氣太過，傷人致病，則為暑邪。暑邪致病主要發生於夏至以後。

食療百科

綠豆湯

清熱解暑

材料： 綠豆100克。

做法： 1. 將綠豆洗淨，瀝乾水分後倒入砂鍋中。

2. 在砂鍋中加入沸水，小火煮至綠豆軟爛即可關火。

暑邪致病，有哪些主要表現

暑邪致病具有發熱、升散、兼濕的特性。中暑後一般會出現頭暈、眼花、耳鳴，伴發熱、口渴、心慌、噁心、嘔吐等。

暑邪不必慌，來碗綠豆湯

夏季天氣炎熱，加之過度的體力消耗，耗費了大量氣血，這就給暑邪以可乘之機。元氣是保護身體不受暑邪等外邪侵犯的「士兵」。如果兵強馬壯，暑邪就不敢囂張；如果盡是老弱病殘，暑邪就大搖大擺地進來了。所以，老人小孩更容易中暑，因為他們的元氣較弱。

綠豆，暑邪的「清道夫」

如果是輕度的中暑，可以通過食療的方式調理，最常用的方法就是喝綠豆湯。綠豆之所以能祛除暑氣，是因為綠豆「氣寒足以清心火，味甘可以解熱毒」。綠豆就像一位「清道夫」，將滯留在體內的暑邪清理乾淨。

熬一碗酸梅湯

祛暑又養心

夏日炎炎，氣溫高，來一碗酸梅湯，不僅可以祛暑，還可以生津止渴、增進食慾、清心除煩。

食療百科

酸梅湯

消暑、安心神

材料：烏梅、山楂各5克，陳皮3克，甘草2克，桂花、冰糖各適量。

做法：
1. 將烏梅、山楂、陳皮和甘草洗淨，在清水中浸泡半小時。
2. 將浸泡後的材料放入鍋中，加4000毫升水，小火熬煮40分鐘；將煮後的材料撈出，湯汁備用。
3. 在材料中再加2000毫升水，繼續小火熬煮20分鐘，取湯汁。
4. 將兩次的湯汁混合，加入冰糖煮至其化開；關火，加入桂花，蓋上鍋蓋悶10分鐘左右即可。

中醫如何看待中暑

中暑屬中醫「暑溫病」範疇，多由外感暑熱之邪、內因正氣不足引起。暑為陽邪，暑邪傷人多表現為高熱、心煩、面赤等症。同時，暑性升散，易擾心神，傷津耗氣，可引發頭昏目眩、煩悶氣短、乏力等不適。此外，暑季氣候炎熱多雨，濕氣彌漫，故暑邪多挾濕邪為患，常伴有體倦身重、頭重如裹、大便稀溏、胸悶嘔惡等症。調理暑邪，以清熱解暑、健脾祛濕為主要原則。

酸梅湯，保護心不受暑邪傷害

酸梅湯的主要原料是烏梅，佐以山楂、甘草、陳皮等材料。烏梅能除熱、安心，配搭開胃消食的山楂，清熱解毒、調和諸藥的甘草，以及有健脾化痰功效的陳皮，熬成的酸梅湯，可以保護心不受暑邪的傷害。

中藥小檔案

藥名：烏梅
性味：性平，味酸、澀
歸經：歸肺、肝、脾、大腸經
功效：生津、斂肺、澀腸

秋季萬物豐收，重在養「收」

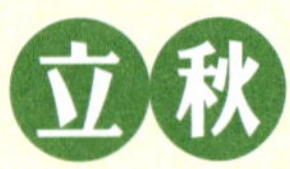

別盲目「貼秋膘」

「貼秋膘」是立秋的一個傳統。所以，秋天大家都會想到要開始進補了。但盲目進補不僅於事無補，還會弄巧成拙。為甚麼呢？因為秋天氣候乾燥，而進補之物大多是溫熱的，容易「火上澆油」。

養生小錦囊

應對燥邪，不同病症各有其應對方法

應對燥邪的調理方法主要是「潤」。《黃帝內經．素問》中提出應對燥邪的方法，即「燥者濡之」。其實許多人已經下意識地用「潤」趕走「燥」了，比如嗓子發乾，吃個梨。但除了「潤」，針對不同的證型，調理方法有所不同，比如養陰潤燥、甘寒滋潤、輕宣潤燥等。

別着急「貼秋膘」

「貼秋膘」是有講究的，因為夏天喝的冷飲、濕熱的環境已讓脾胃疲憊不堪。所以，秋天是養護脾胃的好時機，只有把脾胃養護好，才能消化那些大魚大肉。魚肉等滋補性食物多黏膩，不好消化。所以，「貼秋膘」的第一步是將脾胃調理好。

秋季如何調理脾胃

秋季調理脾胃要側重於清熱、利濕、健脾，可以多吃些綠豆、扁豆、薏米等，使體內的濕熱邪氣排出，促進脾胃功能的恢復。

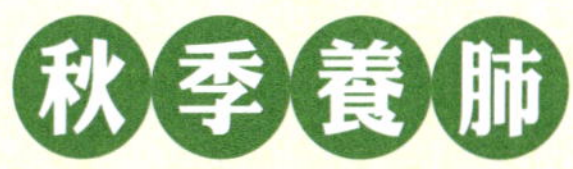

秋季養肺 要早睡早起

秋季萬物蕭條，人的起居也要在這時隨着氣候做相應的調整。尤其入夜後溫度降得快，此時不宜在戶外待太長時間，以免受風寒的邪氣，應儘早回家，早點入睡。

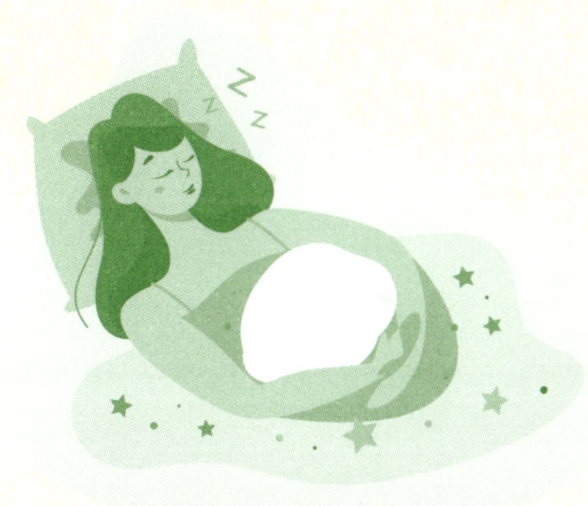

秋季宜遵循養「收」之道

立秋後天氣由熱漸涼，進入陽消陰長的過渡階段。仲秋後，雨水逐漸減少，天氣乾燥，晝熱夜涼，天氣變化快，容易傷風感冒，舊病也容易復發，所以秋季也稱為「多事之秋」。人體的生理活動要適應自然界的變化，所以秋季必須注意保養內守之陰氣，凡起居都不能離開養「收」這個原則。

秋季早臥早起

早臥，可以順應陰精的收藏，以養「收」。早起，能夠順應陽氣的舒長，使肺氣得到宣發。

秋季的睡眠時間：亥時至寅時

秋季最佳的睡覺時間應該是亥時（21:00· 23：00）至寅時（3：00~5：00），也就是在晚上 21：00 睡下，早晨 5：00 起床。亥時三焦經當令，三焦通百脈，這時進入睡眠狀態，能使身體百脈得到調整，不易被大病盯上，這也是很多百歲老人共同堅持的。

仲秋吃

無花果燉梨，潤肺止咳

仲秋季節，空氣乾燥，再加上少雨多風，很容易生內火，出現口乾舌燥、喉嚨不適，此時可以吃些時令水果，如利用無花果和梨煮些湯水。

食療百科

無花果燉梨

滋陰潤肺、止咳

材料： 無花果 3~5 個，梨 1 個，冰糖適量。

做法：

1. 將無花果洗淨，切塊；梨洗淨，切塊。
2. 鍋裏加上清水，置火上，把無花果和梨一起下鍋燉煮 15~20 分鐘，再加入冰糖煮至化開即可。

梨和無花果，屬秋天的味道

秋天，不得不提的時令水果就是梨。民間有句名諺：「一顆荔枝三把火，日食斤梨不為多」，梨被人們比作「天然甘露」，有降燥清火之功效。無花果被稱為「健脾潤肺的第一果」，許多古書中都有對無花果潤肺、化痰的相關記載。秋季，梨和無花果是黃金拍檔，用這兩種食物煮湯能潤肺止咳。

無花果燉梨，有哪些養生功效

梨和無花果都屬含水量較多的水果，二者一起煮水可以生津止渴，有助於緩解口乾口渴、咽喉腫痛、小便短赤、心煩易怒等症狀；而且可以促進胃腸蠕動，潤腸通便，有助於緩解大便秘結的症狀。

秋天易出現

秋乏和悲秋

秋乏是怎麼回事

春困和秋乏其實是不一樣的。「困」是想睡覺，而「乏」是渾身無力；「困」一般是在午後；「乏」一般是在清晨，早上醒來之後總覺得睡不夠，渾身無力。肺氣比較虛的人還有一種特殊現象：早上四五點的時候就醒來了。同時，又覺得四肢懶洋洋的，不願意起床，可是睡又睡不着。

人為甚麼會出現秋乏呢？夏季人體的血液都在體表，到了秋天，天氣一涼，氣溫驟然下降，毛孔就會收縮，血就往體內回流，進入臟腑，這時候就會感覺疲乏。

悲秋是怎麼回事

有些人每逢秋季就情緒低沉，看甚麼都很消極，也不想做事情，這就是悲秋。「傷春悲秋」聽起來是一回事，其實並不一樣。春天的憂鬱主要與肝有關，而秋天的悲思主要與肺有關。有的人可能會認為「傷春悲秋」只是心理問題，其實不然。心理問題往往與生理密切相關，許多人的心理問題可能是由生理不適造成的。悲秋的人往往肺氣不足，而肺氣不足又跟脾胃功能失調有關。

秋乏和悲秋，補肺氣來調理

無論是秋乏還是悲秋，都可以通過補肺氣來調理，可多吃些有助於補肺氣的食物，如枸杞子、蓮子、銀耳、百合等。

食療百科

銀耳二米粥

滋陰養肺

材料： 米、小米各50克，乾銀耳5克，冰糖適量。

做法：
1. 大米、小米洗淨，大米用水浸泡30分鐘；銀耳用水泡發，洗淨去蒂，撕成小朵。
2. 鍋置火上，倒入適量清水大火燒開，加大米、小米、銀耳煮沸，轉小火煮至米粒軟爛，加入冰糖煮至其化開即可。

初秋要清熱

晚秋要驅寒

秋季是天氣由熱轉冷的過渡時期。秋季前期，承襲夏季的炎熱，天氣特點以熱為主，肺臟易受「溫燥」侵襲；秋季後期，與寒冷的冬季相鄰，天氣特點以涼為主，肺臟易受「涼燥」危害。根據秋季的天氣變化，飲食原則應有所不同。

初秋，以清熱滋陰為主

初秋，飲食應該以清熱滋陰為主，可以多喝些清熱滋陰的湯粥，比如銀耳蓮子羹、薏米粥、梨汁等。

晚秋，以驅寒潤肺為主

晚秋，天氣逐漸變涼，飲食應該以驅寒潤肺為主。養陰潤燥的同時，還要抵禦寒邪。可用銀耳、百合配搭大棗、南瓜等做成菜餚或湯羹來食用。

食療百科

銀耳蓮子羹

滋陰潤燥、清熱

材料：乾銀耳15克，蓮子10克，大棗6個，枸杞子、冰糖各適量。

做法：
1. 銀耳用清水泡發，洗淨去蒂，撕成小朵；蓮子、大棗、枸杞子洗淨。
2. 砂鍋倒入適量水置火上，放入銀耳、蓮子、大棗、枸杞子，大火煮開後轉小火煮1小時，加冰糖煮至其化開即可。

羅漢果煲豬肺

潤肺護咽喉

調理咽喉炎，有一個簡單的食療方子——羅漢果煲豬肺，可滋陰潤肺、護咽利喉。

食療百科

羅漢果煲豬肺

潤肺、除燥、降火

材料： 豬肺250克，羅漢果1個。

做法：
1. 豬肺洗淨，切成小塊；羅漢果洗淨。
2. 將豬肺和羅漢果加適量清水大火煮沸，撇去浮沫，再用小火煮30分鐘至豬肺熟爛即可。

羅漢果，清熱潤肺、利咽開音

羅漢果有清熱潤腸、利咽開音、滑腸通便的作用，對於燥邪犯肺導致的病症有良效，比如腸燥引起的便秘，可取羅漢果1個，沸水沖泡，代茶飲用。對於暑熱煩渴、肺熱燥咳，可取羅漢果半個，沸水沖泡代茶飲用。

豬肺，可補虛、止咳

據《本草圖經》記載：「豬肺，補肺。」豬肺可補虛、止咳、止血，對於調理肺虛咳嗽、久咳咯血有一定功效。

食用豬肺前必須清洗乾淨。買回來的豬肺不要切開，通過大氣管往裏面充水至其膨脹，用手抓肺葉用力把水擠出來，反復擠壓和沖洗，直至沖淨血水，使豬肺變白。

中藥小檔案

藥名：羅漢果
性味：性涼，味甘
歸經：歸肺、大腸經
功效：清熱潤肺、利咽開音

冬季萬物閉藏，重在養「藏」

藏起來

在家過冬吧

中醫五行理論認為，冬屬水，其氣寒，主藏。五臟中腎的生理功能與自然界冬季的陰陽變化相順應，冬季天寒地凍、萬物蟄伏，有利於腎的封藏，所以冬天養生宜閉藏。

冬季要早睡晚起

《黃帝內經》對一年四季的起居規律有詳細的論述：「春三月……夜臥早起，夏三月……夜臥早起，秋三月……早臥早起，冬三月……早臥晚起，必待陽光。」意思是說，春季和夏季要睡得晚、起得早；秋季要睡得早，起得早；而冬季則要睡得早、起得晚，等到太陽升起後再起床。

冬季，動植物多以冬眠狀態養精蓄銳，為來年生長做準備。人體也要順應自然界特點而適當減少活動，以免驚擾陽氣、損傷陰精。所以，冬季宜早睡晚起，以利於陽氣的潛藏和陰精的積蓄。

現代科學研究表明，冬季早睡晚起可避免低溫和冷空氣對人體的侵襲而引發呼吸系統疾病，同時也可以避免因嚴寒刺激誘發的心腦血管疾病。充足的睡眠還有利於恢復體力和調節免疫力。

向乾隆學習：冬季喝湯固腎精

清代乾隆皇帝是皇帝中的高壽者，這是因為乾隆皇帝很注重冬季喝湯進補。乾隆喜歡喝湯，御廚將各種藥材按比例配搭研磨，同牛肚一同熬燉。據說此湯可以滋陰壯陽、延緩衰老。

現在，此湯多用牛肉或牛骨，放入當歸、黨參、枸杞子等中藥燉煮 2~3 小時。牛肉可安中益氣、養脾胃，當歸、黨參是補氣血的良藥，枸杞子的滋腎補肝效果好。

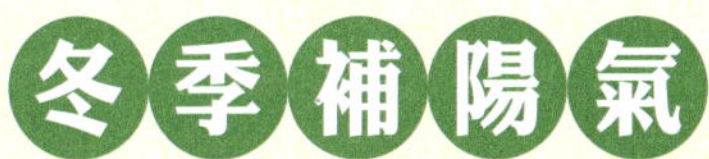

冬季補陽氣

曬太陽

陽光對維護身體健康十分重要。中醫認為，曬太陽時曬不同的部位，有不同的養生功效。時常曬頭頂、後背部位，可以補充陽氣和腎氣。

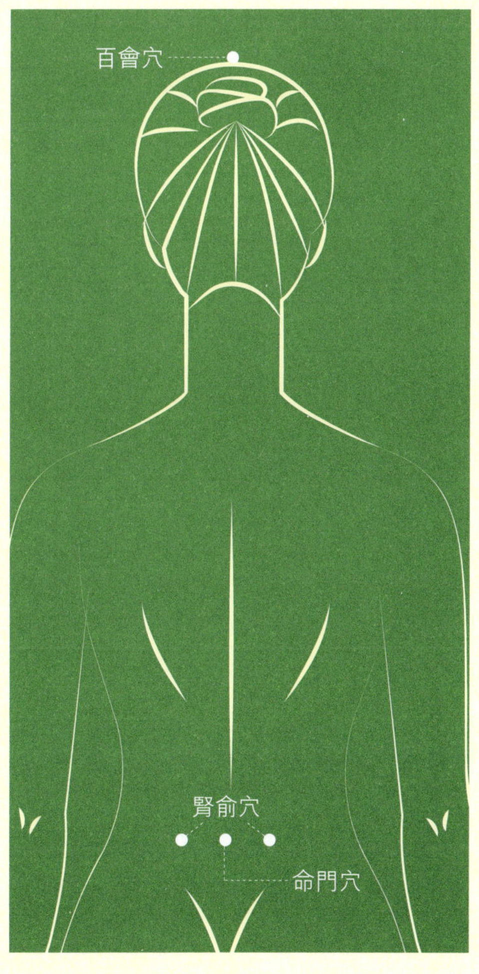

曬頭頂補充陽氣

中醫認為「頭為諸陽之首」，是陽氣匯聚之處。百會穴位於頭頂正中，是曬太陽的重點部位。曬頭頂能夠通暢百脈、調補陽氣。

曬後背調陰陽、補腎氣

中醫認為，人體腹為陰，背為陽。許多經脈和穴位都在後背，曬後背能起到調補臟腑氣血的功效。曬太陽時讓陽光直射背部，時間長短以舒適為宜。後腰有兩個重要穴位——命門穴和腎俞穴，每天用手掌摩擦命門、腎俞兩個穴位 50~100 次，能夠很好地補充腎氣。

養生小錦囊

冬季宜養腎

冬季氣溫較低，萬物閉藏，腎喜暖畏寒，所以冬季應防寒養腎。養腎可以選用花生、核桃、黑芝麻、羊肉等。

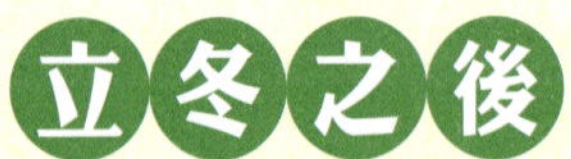

吃核桃殼煮雞蛋補腎

一到冬天，站久了腰疼、腳後跟疼，坐久了腰疼、背疼。除此之外還有腿軟膝軟、腳冷、夜尿多等症狀，這些都是腎虛的表現。既然冬天容易腎虛，那該如何補養腎臟呢？

食療百科

核桃殼煮雞蛋
補腎強身

材料：核桃 5 個，雞蛋 1 隻。

做法：
1. 把核桃清洗乾淨後，剝掉外殼。
2. 把外殼、分心木一起放入水中熬煮。大火煮開後，轉小火繼續熬煮 40 分鐘。把煮好的核桃分心木水涼涼後加入雞蛋繼續煮，煮 10 分鐘後將雞蛋殼輕輕敲碎，再煮 10 分鐘後關火。
3. 煮好後浸泡一晚，充分讓雞蛋吸收湯汁。

核桃殼煮雞蛋，補腎的良藥

核桃殼和裏面的分心木都是寶，用來煮水喝，可以固攝腎氣。有些人發現喝了分心木泡的水以後，不自覺夜尿就少了，這其實就是分心木在固腎收澀。雞蛋能滋陰潤燥、養心安神。

核桃殼煮雞蛋，可以調理女性白帶過多、清稀，男性遺精滑泄，小兒尿床和老人腰膝酸軟等腎氣不固的症狀。同時分心木和雞蛋都能安神助眠，是理想的配搭。

睡前泡腳，同樣可以補腎益氣

冬季泡腳除了禦寒，還可以滋養肝腎。「晨散三百步，睡前一盆湯」，指睡前用熱水泡腳，可引血下行、補腎益氣、安定心神，有助於入睡。泡腳的水溫宜在 40℃左右，時間以微微出汗即可，切勿大汗，泡後要立即擦乾，並揉擦湧泉穴 100 次，以達到養腎固精的功效。

中藥小檔案

藥名：分心木
性味：性平，味甘、澀
歸經：歸脾、腎經
功效：澀精縮尿、止血止帶

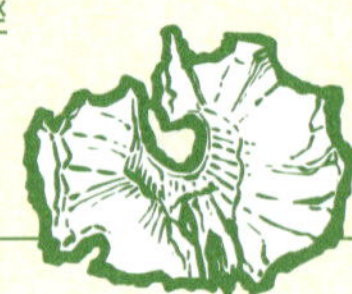

預防心腦血管病

山楂雙花茶來幫忙

冬季天氣寒冷，容易引起心腦血管收縮，使血壓驟升，從而誘發心腦血管疾病。冬季常喝山楂雙花茶，可以活血化瘀、保護血管，預防心腦血管疾病的發生。

食療百科

山楂雙花茶

活血降脂、養護血管

材料： 山楂 12 克，金銀花、菊花各 5 克。

做法： 杯中放入山楂、金銀花、菊花，加沸水沖泡，加蓋悶 15 分鐘即可。

山楂、金銀花、菊花，活血化瘀效果佳

山楂雙花茶，主要由山楂、金銀花、菊花三種材料組成。此茶可以活血化瘀、調節血脂，養護心腦血管。

山楂，又名山裏紅、酸果等。中藥中有名的焦三仙，是助消化、治腹瀉的常用藥，山楂即是其中的「一仙」（其他兩種是焦麥芽、焦神曲）。

現代藥理研究證實，山楂可促進脂肪分解、幫助消化。因為山楂含有三萜類化合物，所以具有調節心肌功能，可增強冠狀動脈血流量，有降血壓、降血脂以及強心、利尿的作用。

金銀花中的綠原酸有清熱解毒、疏散風熱的作用，菊花含有的黃酮類物質可促進膽固醇分解和排泄。雙花配搭山楂，消脂效果更顯著。

該方適宜人群為肉食積滯、腹脹痞滿、泄瀉、瘀阻腹痛者。不宜人群為脾胃虛弱、體虛者。

中藥小檔案

藥名：山楂
性味：性微溫，味酸、甘
歸經：歸脾、胃、肝經
功效：消食化瘀

冬季祛寒氣

八寶粥幫助散寒暖身

冬季寒流來襲，氣溫驟降，如果抵抗力較差，病邪容易乘虛而入。除了做好保暖，喝粥也是抵禦寒冷的好方法，可以溫暖身體。

食療百科

八寶粥

健脾暖腎、驅寒保暖

材料： 糯米 30 克，薏米、大麥仁、花生仁、蓮子、紅豆各 10 克，桂圓肉 15 克，大棗 3 個。

做法：
1. 糯米洗淨，浸泡 2 小時；薏米、大麥仁、蓮子、紅豆洗淨，浸泡 4 小時。
2. 鍋中加適量水，放入薏米、大麥仁、蓮子、紅豆煮開，加蓋小火煮 30 分鐘，放入糯米、花生仁、大棗、桂圓肉，加蓋小火煮 20 分鐘關火，再悶 10 分鐘即可。

冬季閉藏，對身體的好處

《黃帝內經》裏說：「冬三月，此謂閉藏。」中醫認為，冬季是「藏」的季節。寒冷的天氣盡量減少外出，有助於收斂陽氣。我們的身體不僅需要「藏」，情緒也要「藏」，不讓它輕易外露。做到平心靜氣，盡量控制自己的情緒，避免情緒大幅波動。積聚在心中的不良情緒可以通過適當的方式發洩出去，以達到心理平衡。

冬季寒冷，需要暖養

冬季，我們的身體需要暖養，可選溫熱食物熬煮成粥喝，以溫暖脾胃、養陽補腎。常選的食物有桂圓、大棗、糯米、紅豆、花生仁等。八寶粥是個不錯的選擇，其中的桂圓可補腎溫陽，大棗可健脾養血，糯米有補血益氣的功效，紅豆、花生仁可補血。

中藥小檔案

藥名：桂圓
性味：性溫，味甘
歸經：歸心、脾經
功效：補益心脾、養血安神

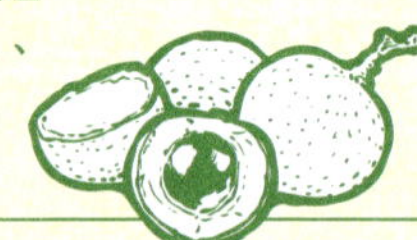

冬季腳後跟開裂

喝大補養藏湯

每年入冬，許多人就會增添一個煩惱：腳後跟開裂，一走路就疼。這種開裂只擦潤膚霜不太有用，這是因為天氣的寒冷乾燥只是誘發因素，真正的病根在於腎虛。有這種困擾的人可以喝大補養藏湯。這道湯可以補五臟，怕冷的人可以加點桂圓一起煮。

食療百科

大補養藏湯

固腎、補五臟

材料： 栗子、核桃、蓮子各6個，枸杞子、葡萄乾各10克，陳皮5克。

做法：

1. 栗子剝去外殼，但不要去掉內皮，切成兩半；核桃剝去外殼，核桃仁的外皮留下，掰開蓮子用水泡1~2小時。
2. 將所有材料一起下鍋，加水煮開後煮20~40分鐘即可。

冬季進補得當，一年不受寒

冬季是進補的大好時機。不過，進補並非要吃昂貴的補品，而是要「因人、因時、因地」進補，才能真正達到養生目的。

大補養藏湯，主要由栗子、核桃、蓮子、枸杞子、葡萄乾、陳皮組成。栗子可以補腎強筋、養胃健脾，但是吃多容易消化不良，使人感覺腹脹、沒胃口，用栗子內皮一起煮湯，可以預防這些問題。核桃可以溫補腎陽，枸杞子補腎陰，陳皮健脾理氣、助消化，蓮子可以補脾益腎，所以，此湯可補五臟，特別是固腎。

大補養藏湯，怎樣喝更有效

1. 此湯老人小孩都能喝，女性生理期減去枸杞子，孕婦要去掉核桃皮。
2. 多放枸杞子，湯味就不苦；核桃、栗子不要貪多，不好消化。
3. 此湯偏溫補，體質偏熱的人少用核桃，多用枸杞子；舌苔黃厚膩且便秘的人，少喝或不喝。

第十章

常見病防治有妙方，踢開長壽的「絆腳石」

呼吸系統常見病

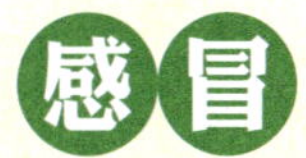

祛除表邪，好得快

體虛邪入：引起感冒的根本原因

一切損害人體的外部致病因素，中醫統稱為「邪氣」，風邪就是指隨風進入人體的邪氣。如果休息不好、勞累、上火、出汗過多，這些邪氣就易侵入身體，阻塞經絡，使氣血流通不暢，人體的防禦能力下降，於是引起感冒。

按揉魚際穴，預防感冒

免疫力低、經常感冒的人群，可以經常按揉手上的一個穴位——魚際穴，以預防感冒。魚際穴清肺瀉火的功效很強，可以解表、利咽、化痰，按揉魚際穴可調理各種肺熱證，對感冒發熱、咽喉腫痛、打噴嚏等感冒早期症狀有效。

簡易取穴：在手掌，第 1 掌骨橈側中點赤白肉際處。

按摩方法：用食指指端，在魚際穴處用力向下按壓，並左右按揉 3 分鐘。

蔥白薰口鼻，改善感冒初期引起的鼻塞

感冒初期的一個明顯症狀就是鼻塞。中醫認為，鼻為肺之竅，肺氣不通，鼻子就容易閉塞不通。此時宜通肺氣很重要，蔥白就有不錯的效果。

材料：蔥白頭連鬚 10~15 克。

做法：將蔥白洗淨，切 3 段；放入清水鍋中，大火煮沸後，用小火煮 5 分鐘。

用法：趁溫薰口鼻。

功效：通利鼻竅。

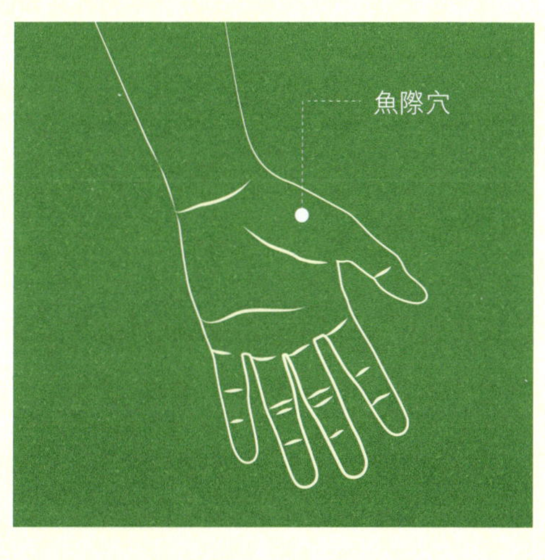

薑糖水，調理風寒感冒

如果出現了鼻塞、流清鼻涕或者咳白痰，伴隨發熱，這是典型的風寒感冒症狀。被風寒侵擾，應疏風解表、散寒，可以喝薑糖水來調理。

材料：生薑 10 克，紅糖 5 克。

做法：1. 將生薑去皮洗淨，切絲。

2. 在鍋中加入適量水，放入薑絲煮沸，放入紅糖，用勺子攪拌均勻，大火煮 2 分鐘即可。

用法：早晨服用。

功效：祛風散寒。

薄荷粥，調理風熱感冒

如果出現了流黃濁涕或者咳黃痰，伴發熱，這是典型的風熱感冒症狀。被風熱侵襲，調理應該以疏風散熱為主，可以喝薄荷粥。

材料：薄荷 10 克，大米 100 克，冰糖適量。

做法：1. 將薄荷用清水洗淨，充分浸泡。

2. 大米洗淨，浸泡 30 分鐘，鍋內加適量水燒開，放入大米，大火煮沸後改用小火慢煮，待米爛粥稠時，加入薄荷及冰糖，煮至冰糖化開，攪勻即可。

用法：早晨或晚上服用。

功效：薄荷可清熱瀉火，改善風熱犯肺證。

菊花、蒲公英、蘆根煎服，調理流感效果好

菊花有良好的清熱解毒功效。蒲公英可以清熱解毒、消腫散結，常用於調理熱毒壅盛引起的咽喉腫痛等。蘆根性寒，味甘，能夠清熱瀉火、生津止渴、利尿。諸藥合用一起煎服，有助於調理流感。

材料：蒲公英、蘆根各 10 克，菊花 5 克，生薑 5 克，大棗 2 個。

做法：將所有食材放入鍋中，加水煮沸，水煎 20 分鐘。

用法：內服，每天服用 1 次，每週服 2~3 次。

功效：清熱解毒，生津止渴。

養生小錦囊

中醫調理流感的思路

中醫將流感稱之為「時行病」和「疫病」。調治流感多是從內外兩方面着手。內是提升身體正氣，提高免疫力，增強對疾病的抵抗力；外是用清熱解毒、散寒化濕等方法，以祛除外邪。

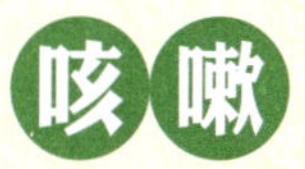

咳嗽 止咳化痰除病根

辨清風寒風熱，止咳才有效

中醫認為，引起咳嗽的原因有多種，最常見的就是外感風寒或風熱，遏制了肺氣。呼吸道不通暢，自然就會引起咳嗽。風寒犯肺，氣急咽癢、咳嗽聲重、痰白而稀，常伴鼻塞、流清涕，需疏風散寒、宣肺止咳；風熱犯肺，咳嗽痰黃稠、口渴咽痛、鼻塞、流黃涕，需疏風清熱、潤肺止咳。

按壓列缺穴，咳嗽不打擾

列取穴為手太陰肺經絡穴，肺主一身之表，按摩手腕上的列缺穴可以宣肺解表、止咳平喘，兼疏通頭部經絡。

簡易取穴：兩手虎口交叉，一手食指壓在另一手橈骨莖突上，食指指尖到達處即是。

按摩方法：用拇指指腹按壓列缺穴1~3分鐘。

生薑杏仁陳皮飲，專門調理咳白痰

咳白痰是風寒咳嗽的典型症狀，如果還伴有鼻流清涕、手腳發涼、打噴嚏等症狀，應宣肺散寒、止咳，可以用生薑杏仁陳皮飲來調理。

材料：生薑10克，淡豆豉6克，生甘草、陳皮、甜杏仁各5克，紅糖3克。

做法：生薑切成片，同淡豆豉、生甘草、陳皮、甜杏仁一起放入陶瓷鍋中，加800毫升水，泡30分鐘，大火燒開後用小火煎煮10分鐘，加入紅糖，至其化開即可。

用法：一天3次。

功效：疏風散寒，宣肺止咳。生薑、豆豉、紅糖溫散風寒；甜杏仁宣肺止咳；甘草和中緩急，清除內熱；陳皮化痰濕。

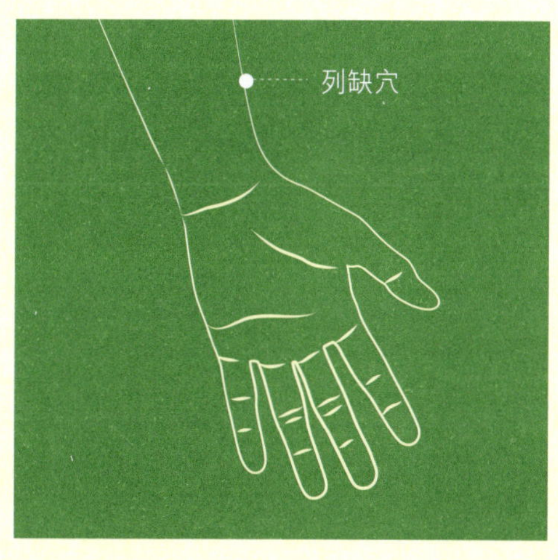

咳黃痰，蘆根飲效果好

咳黃痰是風熱咳嗽的一個典型症狀。風熱上擾，走到咽喉，會消耗咽喉的津液，化生出黃色的濃痰，同時會出現口乾、咽痛等症狀。調理風熱咳嗽，要疏風散邪、清熱化痰，可以用蘆根飲來調理。

材料： 鮮蘆根 20 克（或乾蘆根 10 克）。

做法： 蘆根洗淨，放入砂鍋，加清水，大火煮沸，轉小火煮 20 分鐘即可。

用法： 每天服用 1 次。

功效： 清熱瀉火，止咳化痰。蘆根性寒，味甘，歸肺、胃經，具有清熱瀉火、生津止渴、除煩止嘔、利尿作用，常用於調治肺熱咳嗽，肺癰吐膿。

養生小錦囊

不要亂用止咳藥

很多人一咳嗽就用川貝枇杷膏等止咳藥，實際上是不對的。咳嗽病症複雜，變化多端，應先辨證再治療，否則可能加劇病情。

止燥咳，川貝燉梨潤肺化痰

如果出現了流黃濁涕或者咳黃痰，伴發熱，這是典型的風熱感冒症狀。被風熱侵襲，調理應該以疏風散熱為主，可以喝薄荷粥。

材料： 川貝 5 克，梨 1 個，冰糖適量。

做法： 將川貝和梨洗淨，切成小塊，放入鍋中，加水煮沸後小火煮 10~15 分鐘，加冰糖至其化開即可。

功效： 養陰潤肺，化痰止咳。梨有止咳化痰、生津解渴、潤肺等功效；川貝有清熱潤肺、化痰止咳的作用。

淮山藥牛蒡子飲，緩解久咳不癒

久咳不癒，通常是脾肺虧虛所致，常見咳痰、氣喘、疲乏無力。中醫認為，脾為生痰之源，肺為儲痰之器，調理久咳不癒，需健脾益肺，可用淮山藥牛蒡子飲來調理。

材料： 淮山藥 30 克，牛蒡子 5 克。

做法： 將淮山藥與牛蒡子加水熬煮 30 分鐘即可。

用法： 每天 1 劑，飲 3 天。

功效： 淮山藥有健脾益肺的作用，牛蒡子可以清熱利咽、宣肺祛痰。二者合用，可以緩解久咳。

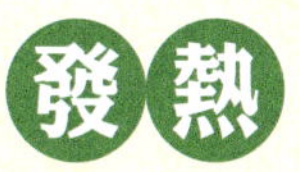

發熱 清肺火，好得快

發熱多是肺火惹的禍

中醫將發熱分為外感發熱和內傷發熱，前者主要是受到病邪侵襲，後者主要是由於不當生活習慣、情緒變化、久病傷陰等導致的陰虛內熱。而肺火是導致發熱的重要因素，肺火若不能得到宣洩，就易生感冒、肺炎等。肺火常含燥邪，所以在降肺火時，更要注意潤燥，養肺陰和補肺部津液，以達到清肺火的目的。

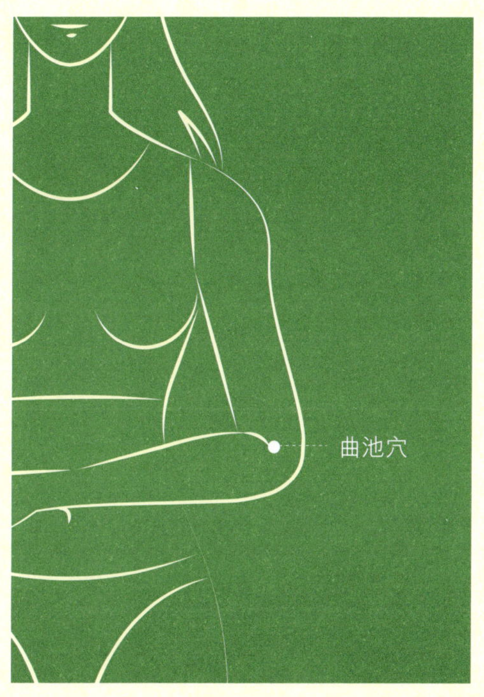

發熱伴頭痛，點按曲池穴有效

曲池穴具有清熱利濕、祛風解表的作用，可以緩解肺火引起的發熱症狀。

簡易取穴： 將手肘向內彎曲約呈直角，用另一隻手拇指下壓手肘橫紋外側凹陷處即是曲池穴。

按摩方法： 用拇指尖點按曲池穴 1~3 分鐘。

薄荷玉米冰糖粥，清熱解毒效果好

發熱伴有黃鼻涕、黃黏痰、紅腫痛（舌頭、咽喉、扁桃體、淋巴結）等症狀，需要用涼性的藥物來清熱解毒。薄荷味辛，性涼，辛以散風，涼以清熱。

材料： 玉米糝 100 克，大米 50 克，乾薄荷 10 克，冰糖適量。

做法：

1. 乾薄荷洗淨，下鍋煮 15 分鐘，將薄荷撈出，留湯汁。
2. 將玉米糝用水泡 30 分鐘，和大米一同下入薄荷水中，大火煮沸後改中小火煮。
3. 粥熟後下適量冰糖，待冰糖化開後即可。

功效： 薄荷、冰糖可清熱瀉火；玉米糝養脾胃。此粥可改善風熱襲肺引起的發熱。

蒲公英蘆菊飲，對付流感引起的發熱

冬季和春季流感多發。流感的典型症狀就是發熱，甚至會出現高熱。應對流感引起的發熱，應以清熱解毒的方式調理。

材料： 蒲公英、菊花、蘆根各 10 克，生薑 5 克，大棗 2 個。

做法： 1. 生薑洗淨，切片；大棗洗淨，去核；蒲公英、菊花、蘆根洗淨。

2. 將上述材料一起放入砂鍋中，鍋內放適量清水，水煎 20 分鐘即可。

功效： 此方可清熱解毒，生津止渴。蒲公英和菊花有良好的清熱解毒功效；蘆根可以清熱瀉火、生津止渴、利尿；生薑、大棗可以固護脾胃。

紫蘇葉水泡腳，可發汗退熱

外感風寒初期，症見發熱、鼻塞、流鼻涕時，用紫蘇葉水泡腳，可以祛風散寒、退熱。

材料： 紫蘇葉 30 克。

做法： 1. 取紫蘇葉放在洗腳盆中，加開水浸泡 3 分鐘。

2. 加適量涼水，將水溫調到合適溫度，泡腳 10~20 分鐘，或者泡到身體微微發汗即可。

用法： 每日泡腳 1~2 次，連續 2~3 日。

功效： 祛風散寒、發汗退熱。

養生小錦囊

注意鑒別流感與普通感冒

流感一般發病急，病情重（急起高熱，多在 39℃以上，且易反覆），傳染性強，傳播速度快，全身症狀明顯，如全身肌肉酸痛、頭痛、腹痛、咽喉腫痛等。

普通感冒一般病情較輕，常見鼻塞、打噴嚏、流鼻涕、畏冷、低熱等症狀，全身症狀不明顯。

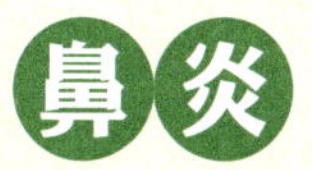

鼻子不靈，要疏通氣血

引起鼻炎的主要原因——氣血瘀滯

中醫認為，鼻子出問題都是氣血不通所致。《黃帝內經》中說：「肺氣通於鼻，肺和則鼻能知香臭矣。」如果肺臟健康，肺氣充足，肺的肅降功能強，鼻子對外界的刺激就會很敏感。否則肺氣虛弱，濁氣不能下降，清氣不能上升，氣血瘀堵，鼻子得不到肺氣溫煦，就會出現嗅覺障礙。

按揉迎香穴，緩解鼻炎症狀

迎香穴在鼻旁，按揉此穴可以宣通鼻竅、改善嗅覺；對於鼻塞、過敏性鼻炎、鼻出血等有良好的調理作用。

簡易取穴： 鼻翼外緣中點旁，鼻唇溝中間即是迎香穴。

按摩方法： 用兩隻手的食指指腹按住迎香穴，由內而外按揉 36 圈；或從迎香穴向鼻根部反覆搓擦。

白扁豆黨參粥，固表益氣通鼻竅

氣血虧虛型鼻炎，症見平時體質偏弱，遇到吹風等容易打噴嚏、鼻塞、流涕等。這類鼻炎的調理原則是固表益氣，可以喝白扁豆黨參大米粥。

材料： 白扁豆 30 克，黨參 10 克，大米 50 克。

做法：
1. 先將白扁豆、黨參一同煎煮 30 分鐘，然後去渣取汁。
2. 藥汁中加入大米一起熬煮，煮至粥稠即可。

用法： 每日 2 次，空腹服食。

功效： 白扁豆有健脾化濕、補氣的功效，黨參可健脾益肺、補中益氣，大米可健脾和胃、補中益氣，三者一起煮粥，健脾益肺之力較佳，可有效改善鼻炎。

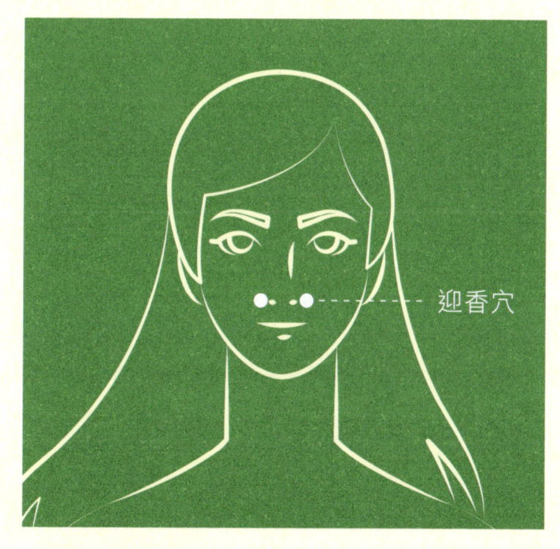

辛夷花煮雞蛋，疏風散寒通鼻竅

風寒襲肺引起的鼻炎，通常表現為鼻竅不通、鼻流清涕、噴嚏不斷等，調理宜疏風散寒、通鼻竅。辛夷花煮雞蛋對風寒襲肺引起的鼻炎有良好的調理作用。

材料： 辛夷花 6 克，雞蛋 2 隻。

做法： 1. 將辛夷花用紗布包住，與洗淨的雞蛋一同放入鍋內，加 2 碗清水，煎煮。

2. 當只剩 1 碗水的量時，取出辛夷花，將煮熟的雞蛋撈出去殼，並在雞蛋上刺數個小孔。

3. 將雞蛋放回鍋內，繼續煎煮 5 分鐘即可。

用法： 飲湯，吃蛋。此為 1 日量，分 2 次服食。

功效： 散風寒、通鼻竅。

中藥薰鼻法，改善鼻炎

中藥薰鼻法，有芳香開竅的作用，對於通鼻竅、改善鼻炎很有益處。

材料： 蒼耳子、薄荷、辛夷各 10 克。

做法： 將所有材料洗淨，用適量清水煎煮 20 分鐘。

用法： 將藥液放在鼻子底下，趁熱薰鼻，自然呼吸藥液的蒸氣。薰蒸 10~15 分鐘，每日 1~2 次，連續 1 週。

功效： 散風寒、通鼻竅。

溫馨提示： 將藥液適當放涼後再薰蒸，以免被蒸氣燙傷。

過敏煎，改善過敏性鼻炎

易過敏人群在換季或接觸塵蟎等過敏原後，鼻腔受到刺激，往往會發生過敏性鼻炎，出現鼻塞、鼻癢、流清水涕、眼睛腫癢、咳嗽等不適。推薦用過敏煎進行調理。

材料： 防風、銀柴胡、烏梅、五味子各 10 克，甘草 3 克。

做法： 將所有材料洗淨，用適量清水煎煮 20 分鐘。

用法： 每日 1 劑，早或晚服。

功效： 方中銀柴胡可清熱涼血；防風祛風解表；烏梅收斂生津；五味子斂肺生津，滋腎澀精；甘草清熱解毒，調和諸藥。五藥配合，可解表和裏，緩解過敏性鼻炎的症狀。

消化系統常見病

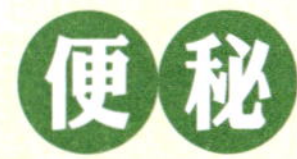

便秘 補益氣血，潤腸通便

引起便秘的根本原因——血虛津虧

中醫認為，便秘的病因可分為偏實和偏虛兩大類。偏實症一般是吃過多辛辣食物或者上火後，身體裡多餘的火氣「炙烤」大腸的水分所致；偏虛症是氣血兩虛造成大腸傳導功能失常和腸內乾燥所致。另外，節食減肥也會出現體虛便秘。

按壓支溝穴，緩解便秘

按壓支溝穴可以增強大腸傳導功能，縮短大便在腸內停留的時間，緩解便秘。

簡易取穴： 前臂背側，陽池穴與肘尖的連線上，腕背橫紋上3寸，尺骨與橈骨間隙中點即是支溝穴。

按摩方法： 用拇指指腹分別按壓雙側支溝穴5~10分鐘，由輕到重，以有酸麻脹痛感為度。

香油蜂蜜茶，補虛潤腸、增進消化

對於體質虛弱、腸胃津液不足等引起的排便困難，可以用香油蜂蜜茶來潤腸通便。

材料： 蜂蜜15克，香油6克。

做法： 蜂蜜倒入杯中，將香油加入蜂蜜內，用低於60℃的水沖泡，攪拌均勻即可。

用法： 每日早晨空腹飲用，每次服用10克左右。

功效： 香油有較好的潤腸通便功效。蜂蜜補虛潤腸，與香油配搭，有助於改善便秘。

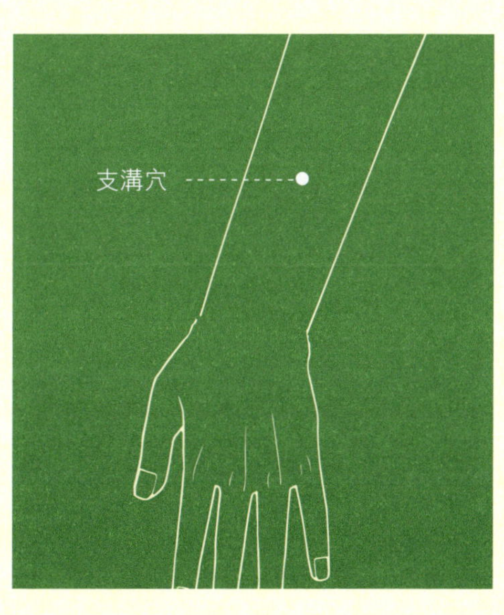

三仁粥，調理習慣性便秘

對於老年氣血不足引起的習慣性便秘，可以喝三仁粥來調理。

材料：桃仁、松子仁各 5 克，郁李仁 3 克，大米 20 克。

做法：1. 大米洗淨，用水充分浸泡；桃仁、松子仁、郁李仁洗淨。

2. 將桃仁、松子仁、郁李仁搗爛，和水濾取汁，與大米一同煮粥。

功效：桃仁可行瘀導滯；松子仁潤肺，滑腸；郁李仁可潤肺滑腸，下氣利水。此方可用於調理習慣性便秘。

肚臍貼敷，緩解陽虛氣滯的便秘

對於因體寒所致的陽虛氣滯便秘，可以採用肚臍貼敷的方法，有較好的調理效果。

材料：蔥白連鬚 3 根。

做法：將蔥白洗淨，搗爛成糊。

用法：用時取 5~6 克放在肚臍上，外面用紗布蓋住，在上面用熱水袋熱敷。

功效：溫中散寒，潤腸通便，適用於寒性體質。

冰糖香蕉，清熱潤腸可通便

對於腸燥引起的便秘，調理應以清熱潤燥為主。可以用香蕉和冰糖一起蒸製食用，有不錯的通便作用。

材料：香蕉 2 隻，冰糖適量。

做法：將香蕉去皮，切塊，加冰糖，隔水蒸 15 分鐘即可。

功效：清熱潤燥，解毒滑腸，補中和胃。適用於腸燥引起的便秘。

養生小錦囊

注意腹部防寒保暖，可防便秘

受寒也會導致便秘，中醫稱之為「寒結」。所以夏天應避免冷氣直吹腹部，不要進食冰冷食物、喝冷飲等。

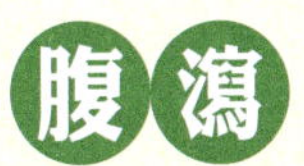

溫暖脾胃，固攝止瀉

腹瀉多由脾胃虛弱引起

中醫認為，突然改變飲食習慣或飲食生冷、不潔、油膩、過量等都易傷脾胃，導致脾胃運化失調，引起腹瀉。肚子受涼引起的腹瀉多是胃腸受寒所致。調理當以溫運健脾，滲濕止瀉為主。

按壓天樞穴，改善腹瀉

天樞穴為大腸經募穴。此穴與胃腸道聯繫緊密，對調節腸腑有明顯的雙向性療效，既能止瀉，又能通便。

簡易取穴：位於腹中部，橫平臍中，前正中線旁開 2 寸。

按摩方法：用拇指按壓雙側天樞穴各 50~100 次。

黃芪泡茶喝，改善氣虛瀉

脾氣虛，運化水穀的能力減弱，吃進去的食物不易消化，就會導致腹瀉，還伴有食少、腹脹等症狀。調理應以健脾補氣為主。

材料：黃芪片 10 克，冰糖適量。

做法：將黃芪片和冰糖一起放入茶杯中，用沸水沖泡，加蓋悶 15 分鐘即可。

功效：黃芪可防治脾胃氣虛證，用於氣虛乏力、食少便溏、久瀉脫肛等症。

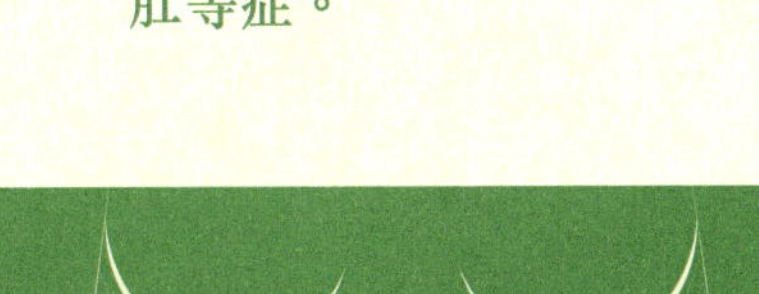

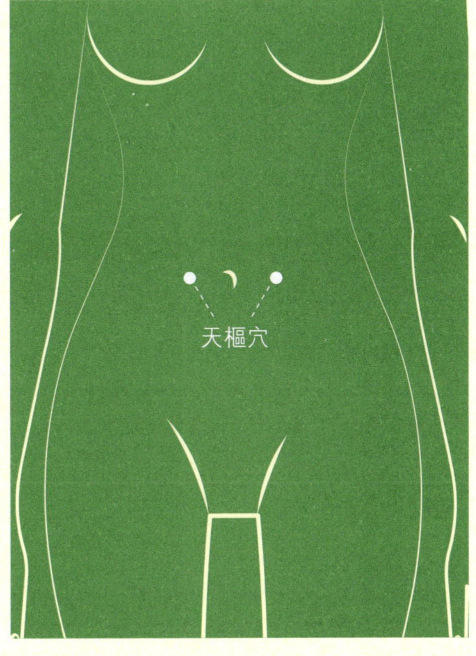

糯米糊，止腹瀉、健脾胃

有些人遇到換季、天氣寒涼，或稍吃一些冷食或油膩食物就容易腹瀉、腹痛，主要表現為大便稀溏，反覆發作，兼有四肢冰涼、怕冷畏寒、疲倦乏力等。調理時，應以補氣健脾、溫中散寒為主。

材料： 糯米60克，山藥80克。

做法： 1. 糯米洗淨，浸泡2小時；山藥洗淨去皮，切小塊。

2. 將糯米、山藥塊入豆漿機中打成糊即可。

用法： 糯米糊趁溫熱食用為宜，且注意一次不宜食用過多，以免產生脹氣。

功效： 糯米健脾暖胃、補中益氣，山藥補脾益肺，二者配搭能幫助調理脾胃虛寒、腹瀉等症。

石榴皮紅糖水，調理寒瀉

對於脾胃虛寒引起的腹瀉，調理以健脾暖胃、溫中散寒為主，可以用石榴皮紅糖水來調理。

材料： 石榴皮10克，紅糖5克。

做法： 將石榴皮、紅糖放入鍋中，加大約100毫升的水；水燒開後用小火再煮3分鐘即可。

用法： 每天1劑。

功效： 溫中散寒，暖胃，止寒瀉。

車前草粥，調理濕熱瀉

濕熱型腹瀉，夏秋之交最常見，與脾虛濕氣有關。濕熱瀉的典型症狀為大便黏膩，伴有口渴、食慾不振、渾身疲乏，大便質軟、黏而味臭。調理以清熱、利濕、止瀉為主。

材料： 草前草10克，紅豆、白扁豆、陳皮各5克，大米50克。

做法： 紅豆與白扁豆用清水浸泡2小時以上；陳皮泡軟切去白色內部，車前草洗淨焯水備用；將所有材料放入電飯煲內，按煲粥功能鍵，煮1小時即可。

用法： 每日1劑。

功效： 除濕熱，止腹瀉。

養生小錦囊

發生腹瀉，預防脫水很重要

因腹瀉容易造成脫水，所以要多喝溫熱的淡鹽糖水。如果出現多次腹瀉、量多，眼窩凹陷，皮膚鬆弛等脫水者，或高熱不退等嚴重病症，應及時去醫院就診。

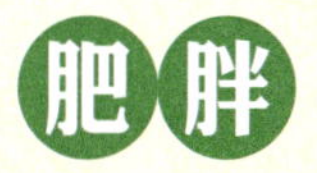

消脂減肥，改善體胖

脾濕運化不暢是肥胖的一大誘因

中醫指的「肥人」一般為肥胖之人或容易發胖的人。通常，他們體內的津液代謝不夠通暢，容易生痰濕，導致肥胖。痰濕在體內會進一步影響臟腑經絡功能，引發各種疾病。中醫認為，脾主運化水濕，是津液代謝的總開關，一旦脾虛，運化功能減弱就會生痰濕，所以有「脾為生痰之源」一說。同時，脾虛還會使人氣血不足、懶惰乏力、皮膚沒有光澤等。想改善肥胖，需要運脾化濕。

按壓足三里穴，可以調節脾胃、改善肥胖

足三里穴可以健脾益胃、促進消化，幫助清除體內多餘的脂肪。

簡易取穴： 位於小腿前外側，外膝眼下 3 寸。

按摩方法： 用拇指和食指指腹按壓足三里穴 3~5 分鐘。

陳皮大棗飲，改善寒濕型肥胖

寒濕型肥胖成因主要是環境潮濕、濕氣侵入人體或體內水分過多、無法排出代謝廢物。主要表現為四肢沉重、有齒痕等。調理寒濕型肥胖，健脾、利水、除濕很重要。

材料： 大棗 20 克，陳皮 10 克。

做法： 大棗、陳皮洗淨，放入鍋中，加適量水煎煮 10 分鐘即可。

功效： 大棗能補中益氣，暖補脾胃；陳皮有健脾燥濕、化痰的作用。二者共用，可以健脾利濕、散寒，改善肥胖。

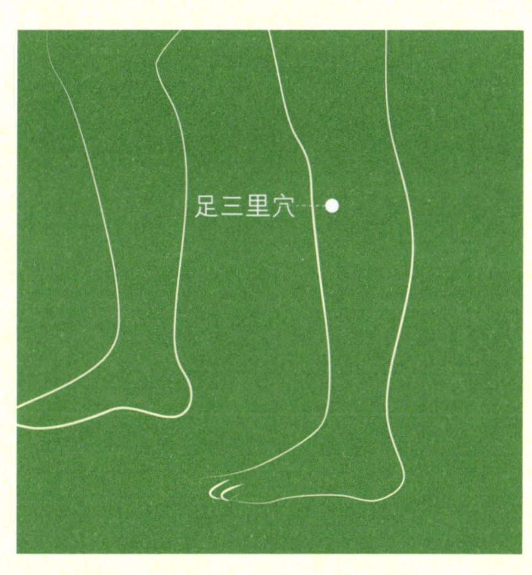

三瓜汁，改善濕熱型肥胖

濕熱型肥胖的人體內濕熱較重，常表現為面色紅、出汗、食慾旺盛、口乾舌燥、便秘等。濕熱型減肥的重點在於清熱祛濕。

材料： 西瓜皮、冬瓜皮、絲瓜皮各50克。

做法： 將三種瓜皮洗淨後，用水煮15分鐘即可。

用法： 代茶飲，每日1~2杯。

功效： 西瓜皮性寒，有清暑利尿的作用；冬瓜皮可以消熱毒、利小便；絲瓜皮可清火消腫。三者配搭有清濕熱的功效。

五皮飲，調理痰濕型肥胖

體內痰濕瘀滯易導致腹部肥胖，還伴有胸悶不舒、面色暗黃、痰多不爽、疲乏易困等。中醫認為，痰濕型肥胖者的減重原則是健脾利濕、化痰。

材料： 五加皮、地骨皮、生薑皮、大腹皮、茯苓皮各5克，冰糖適量。

做法： 將上述藥材洗淨，放入砂鍋，加清水，大火煮沸，轉小火煮20分鐘即可。

功效： 五加皮有補益肝腎、利水消腫的作用；地骨皮可清肺腎虛熱；生薑皮宣胃陽而散水；大腹皮行氣寬脹、利水退腫；茯苓皮健脾利水。五者合用，可健脾化痰、祛濕，調理痰濕型肥胖。

黃芪茯苓水，改善氣虛型肥胖

氣虛型肥胖的主要原因是肺氣不足、脾胃虛弱。常表現為氣短懶言、少氣無力、腹脹、頭暈等。氣虛型肥胖應採取補氣健脾的辦法。

材料： 黃芪100克，茯苓150克。

做法：

1. 黃芪、茯苓放入鍋中，清水泡1小時後大火煮開，轉小火煮半小時，濾出藥汁。
2. 重新加水再煮兩次，水開後煮半小時，濾出藥汁。把三次的藥汁混合在一起倒入鍋內，煮大約30分鐘後盛出，放入冰箱冷藏。
3. 每天取大約1/10放入隨身杯，加開水調稀飲用。

功效： 黃芪能補一身之氣，茯苓有利水滲濕、寧心健脾的功效。二者配搭，適合調理氣虛型肥胖。

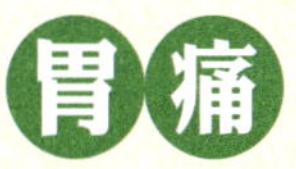

胃痛

打通氣血，改善胃腑環境

脾胃虛弱，容易引起胃痛

中醫認為，胃痛的主要原因是胃氣阻滯、胃絡瘀阻、胃失所養，「通則不痛，痛則不通」。所以，伴有瘀血阻滯的人及久病體虛的人，都容易胃脘痛。中醫調治胃痛的原理是健脾益胃，改善體內氣滯血瘀的環境。

按壓胃俞穴，改善胃痛症狀

按壓胃俞穴可以和胃降逆、健脾助運，有助於緩解胃痛症狀。

簡易取穴： 在背部，第十二胸椎棘突下，後正中線旁開 1.5 寸。

按摩方法： 用拇指指腹按壓胃俞穴 50~100 次。

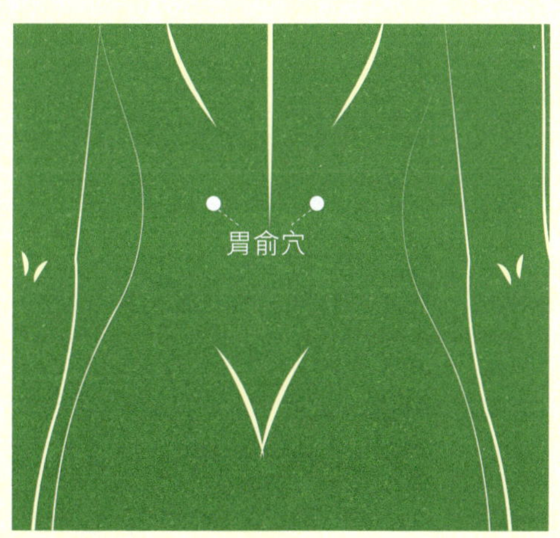

萊菔子粥，消食導滯，緩解胃痛

飲食積滯是引起胃痛的原因之一，比如吃過多肥甘厚味食物、飲食不規律。典型症狀是上腹部隱痛、脹痛、大便乾燥等。調理飲食積滯引起的腹痛，應以消食導滯為主。

材料： 萊菔子 10 克，大米 100 克。

做法：
1. 先把萊菔子炒至香熟，研成細末；大米淘洗乾淨，浸泡 30 分鐘。
2. 鍋內加適量水燒開，倒入大米煮粥，待粥將熟時放入萊菔子末，稍煮即可。

用法： 每天早晚各 1 次。

功效： 行氣，消積，和胃。可用於調理飲食積滯引起的胃痛。

小建中湯，緩解胃寒疼痛

脾胃虛寒引起的胃痛，還伴有腹部發涼、大便清稀、面色發白、不思飲食、食後腹脹等症。這種情況可用小建中湯暖胃止痛。

材料： 白芍6克，桂枝、生薑各5克，大棗3個，炙甘草3克，飴糖4克。

做法： 將白芍、桂枝、生薑、大棗、炙甘草洗淨後，煎煮30分鐘，倒出藥液，再將飴糖放入藥液中，至其化開即可。

功效： 溫陽補中，散寒止痛。

南瓜小米粥，增進食慾

胃痛時若伴隨食慾不佳，可選南瓜和小米配搭食用，以增進食慾。

材料： 南瓜200克，小米60克。

做法：
1. 小米洗淨；南瓜洗淨，去皮、瓤和子，切小塊。
2. 鍋置於火上，倒入適量水煮沸，放入小米和南瓜塊，大火煮沸後轉小火煮至粥稠即可。

功效： 健脾暖胃，緩解胃痛，增進食慾。

佛手青皮蜜飲，疏肝理氣，止胃痛

肝氣犯胃的症狀常表現為上腹部隱痛或脹痛，連及肩背，惱怒誘發加劇。常有食慾不佳、食後腹脹、噁心、呃逆等症狀，調理應以疏肝理氣、和胃止痛為主。

材料： 佛手15克，青皮10克，郁金5克，蜂蜜適量。

做法： 將佛手、青皮、郁金洗淨後入鍋，加水煎煮2次，取汁，待汁轉溫後調入蜂蜜即可。

功效： 疏肝理氣，和胃止痛。

養生小錦囊

胃寒疼痛，如何食養更有效

改善胃寒疼痛，可選用溫胃和胃、行氣止痛的食物，如小茴香、花椒、生薑、大棗、桂皮等。

常見骨骼疾病

骨質疏鬆症

補臟活血，壯筋骨

骨質疏鬆症的原因主要是臟虛精虧

骨質疏鬆症是一種常見的代謝性骨病，中老年人群容易患骨質疏鬆症。性激素水平低下以及鈣質流失是導致中老年女性患骨質疏鬆的主要原因。中醫認為，「腎主骨，生髓」，因此很多人都以為骨質疏鬆就是腎虛引起的，這種說法其實是不全面的。骨質疏鬆主要是由臟虛精虧導致臟腑功能整體失調所致。調理骨質疏鬆症，需要補益肝腎、健脾祛瘀。

按揉命門穴，強筋健骨

命門穴有強腎固本、溫腎壯陽、疏通督脈的作用，可有助於改善骨質疏鬆。

簡易取穴： 命門穴位於腰部，當後正中線上，第二腰椎棘下凹陷處。

按摩方法： 用拇指指腹按揉命門穴 50~100 次。

黃豆豬骨湯，健脾壯骨

提前預防骨質疏鬆很重要，可以常喝黃豆豬骨湯。

材料： 豬骨 250 克，黃豆 100 克，生薑 10 克，料酒 10 克，鹽適量。

做法：
1. 黃豆提前用水浸泡 5~6 小時，豬骨洗淨、切斷，置水中燒開，去除血污。
2. 將豬骨放入砂鍋內，加生薑、料酒、鹽，加 1000 毫升水，煮沸，轉小火煮至骨爛，放入黃豆煮至豆爛即可。

功效： 豬骨有補脾氣、生津液、補中益氣、養血健骨的功效；黃豆富含蛋白質、B 族維他命、鈣、鐵、磷等，可以預防骨骼老化、骨質疏鬆。

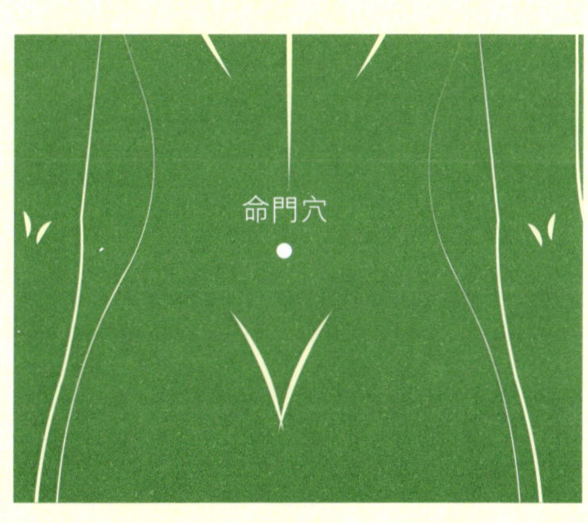

桑葚枸杞子飯，改善肝腎陰虛型骨質疏鬆

根據中醫學「虛則補之」的治則，肝腎陰虛引起的骨質疏鬆應以滋腎養肝、補骨止痛為治療原則。可以吃桑葚枸杞子飯滋補肝腎。

材料： 桑葚子、枸杞子各 15 克，大米 80 克。

做法： 將桑葚子、枸杞子、大米淘洗乾淨放入電飯鍋，加水燜成米飯即可。

功效： 桑葚子、枸杞子滋補肝腎，大米和胃，適用於改善肝腎陰虛型骨質疏鬆。

右歸丸，溫補腎陽、抗骨質疏鬆

中醫認為「腎主骨」，長期腎陽虛容易導致骨質疏鬆。右歸丸有溫補腎陽，預防骨質疏鬆的作用。右歸丸為中成藥，可在醫生的指導下服用。

功效： 溫補腎陽。主治腎陽不足、命門火衰引起的腰膝酸冷，可預防骨質疏鬆。

豬皮續斷湯，減輕骨質疏鬆引起的疼痛

腰酸背痛是骨質疏鬆的常見症狀，可以喝豬皮續斷湯緩解。

材料： 豬皮 200 克，續斷 10 克，生薑 10 克，黃酒、鹽各適量。

做法：
1. 豬皮洗淨，去毛，切小塊，放入鍋內，加生薑、黃酒、鹽。
2. 取續斷煎濃汁加入鍋內，加適量水，慢火煮至豬皮爛即可。

用法： 每天 1 次，分次服。

功效： 豬皮含豐富的膠原蛋白，膠原蛋白對軟骨、結締組織健康有益；續斷有強筋健骨、益肝腎的作用。

風濕性關節炎

行氣活血，祛風濕

風濕性關節炎的「禍首」——風寒濕邪

中醫認為，風濕的形成主要是風、寒、濕三者引起的。風濕性關節炎的主要症狀表現是關節疼痛，並伴有紅、腫、熱的炎症表現，還可能出現肌肉酸痛，全身疲乏等不適。中醫調治風濕性關節炎，主要以祛風散寒、通絡止痛、活血化瘀等為主。

艾灸陽陵泉穴，舒筋通絡、行氣活血

艾灸陽陵泉可以舒經通絡、行氣活血，將體內的風寒邪氣、氣滯血瘀排出。適用於膝關節炎及周圍軟組織疾病、腰痛、膝蓋疼痛、腳麻痹、肩周炎等。

簡易取穴： 位於小腿外側，脛骨小頭前下方凹陷處。

按摩方法： 取坐位或仰臥位。點燃艾條，對準陽陵泉穴，距離皮膚 1.5~3 厘米處，溫和施灸，每次 15~20 分鐘。

五加皮豬骨湯，祛風濕止痛

五加皮祛除風濕的效果很好，對此，《本草綱目》中早有記載：「治風濕痿痹、壯筋骨。」五加皮同時還有補腎作用，適用於關節冷痛兼腰膝酸軟。

材料： 豬脊骨 400 克，杜仲、五加皮各 10 克，去核大棗 3 個，生薑 3 片，鹽適量。

做法： 所有材料洗淨，放入砂鍋內，加清水 2500 毫升，大火煮沸後改小火煲約 1.5 小時，加鹽調味即可。

功效： 祛風散寒，強筋健骨。

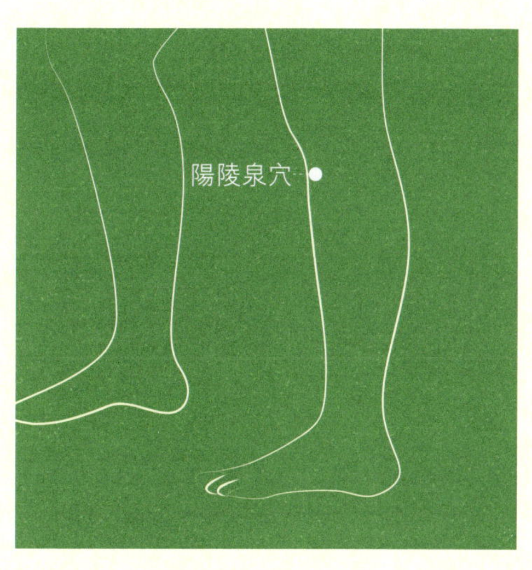

怎樣活得長壽？
中國人的養生智慧

編著
楊力

責任編輯
李穎宜

裝幀設計
鍾啟善

排版
陳章力、鍾啟善

出版者
萬里機構出版有限公司
香港北角英皇道 499 號北角工業大廈 20 樓
電話：2564 7511　　傳真：2565 5539
電郵：info@wanlibk.com
網址：http://www.wanlibk.com
　　　http://www.facebook.com/wanlibk

發行者
香港聯合書刊物流有限公司
香港荃灣德士古道 220-248 號荃灣工業中心 16 樓
電話：2150 2100　　傳真：2407 3062
電郵：info@suplogistics.com.hk
網址：http://suplogistics.com.hk

承印者
中華商務彩色印刷有限公司
香港新界大埔汀麗路 36 號

出版日期
二〇二五年四月第一次印刷

規格
16 開（230mm x 170mm）

ISBN 978-962-14-7609-8